新
入門 顎関節症の臨床

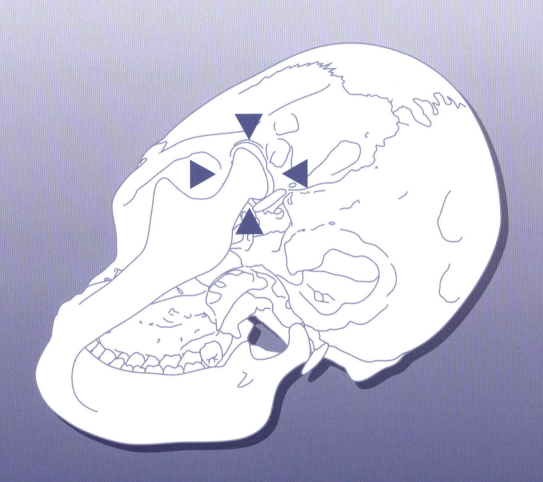

医歯薬出版株式会社

This book was originally published in Japanese
under the title of:

SHIN NYUMON GAKUKANSETSUSHO–NO RINSHO
（Fundamental Clinics of Craniomandibular Disorders）

NAKAZAWA, Katsuhiro
    Director of Nakazawa Dental Clinic

© 2019 1st ed.

ISHIYAKU PUBLISHERS, INC.
    7-10, Honkomagome 1 chome, Bunkyo-ku,
    Tokyo 113-8612, Japan

はじめに

　私が顎関節症という疾患に関わりをもつことになったのは，恩師故高橋庄二郎教授の講座の大学院生になったときに研究テーマとして下命されて以来です．そのときから，この疾患についてさまざまな方面から取り組んできました．

　前著「入門顎関節症の臨床」を上梓したのは1992年3月なので，約27年以前のこととなります．当時は関節円板の転位という現象が発見されて，それまでよくわからなかった顎関節症の症状発現理由の一部が理解され始めたので，この現象を中心に紹介しました．ところがその後，これは顎関節症という疾患のごく一部を説明しているのにすぎないということがわかってきました．神経科学，精神医学，脳科学，患者の行動科学，心理学など新たに付け加えなければならない要素がたくさんあることがわかり，ますます面白くなってきたのです．さらにこれらの勉強をしながら非常に多くの顎関節症患者さんたちとも接していくうちに，何か見えてきたものがあります．

　ご承知の通り，「顎関節症」はいろいろな要素を含んだ総合的疾患名です．一人の患者でもいろいろな疾患が絡み合って症状をつくるので，ある面を改善してもまた別の病状が発現するなど，単純に考えると重要な要素を見落としてしまう可能性があります．

　本書は私が現段階の知恵と知識で「顎関節症」という疾患をどう捉え，どう診断し，診断に従って治療を重ねるうちに不足する知識に気づき，新たな知識の収集を始め，その新しい知識をもとに新たな処置方法を築きあげてきた，その過程などをなるべくわかりやすくまとめたつもりです．そして，その見えてきたものが読者にうまく伝わることを切に願うものであります．

2019年7月吉日

中沢　勝宏

新 入門 顎関節症の臨床

CONTENTS

● 基礎編

第1章　顎関節症の概念 ……………………………………………… 2

第2章　顎関節部の解剖学と機能解剖学 ……………………………… 11

第3章　顎機能について知っておくべきこと ……………………… 37

第4章　病的咬合とは何か ……………………………………………… 53

第5章　顎関節症の精神的問題点 ……………………………………… 61

第6章　変形性顎関節症 ………………………………………………… 70

第7章　顎関節症の痛み ………………………………………………… 103

第8章　顎関節症の鑑別診断 ………………………………………… 121

第9章　咬合関連不快感 ………………………………………………… 125

臨床編

第 10 章　医療面接 ··· 138

第 11 章　視診 ··· 145

第 12 章　触診 ··· 147

第 13 章　画像診断 ··· 153

第 14 章　咬合診断 ··· 163

第 15 章　初診時の診断と治療方針・計画 ······················· 170

第 16 章　歯科的治療法 ··· 172

第 17 章　運動療法と理学療法 ·· 185

第 18 章　薬物療法と食事療法 ·· 193

第 19 章　経過観察 ··· 200

索引 ·· 205

基礎編

● 基礎編

第1章　顎関節症の概念

顎関節症とはどんな病気か？
―顎関節症について述べるにあたって―

1) 顎関節症の概要

　顎関節症は基本的な症状として，開口障害を主とした下顎運動障害，下顎運動時の関節雑音および顎関節部の疼痛が，現在存在するか過去に存在したうえで，口腔領域の痛みや違和感を訴える複合的な疾患で，領域はときとして頭部から頸部を含めて上下肢に至る広い範囲に至ることもある．さらに患者の自覚症状をもとにすれば，眩暈，耳鳴，目のかすみ，手足の冷感のような自律神経系の違和感をも含むことがある．口腔領域に限定していうならば，咬合違和感をも含む．

　図1は筆者もかなり以前に入手したクラークによる臨床的な分類であるが，基本は現在においても変化しないので，参考になると思う．

　顎関節症は身体疾患としては顎関節部を中心とした筋群の自覚症状，顎関節部における疼痛などの症状，神経疾患，矯正治療後などの医原性咬合異常がある．さらに精神疾患をも含んでいる．

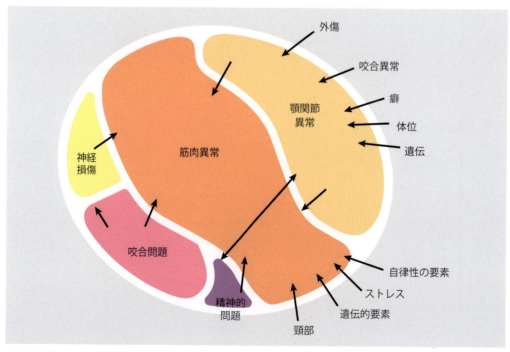

図1　クラークの分類

このように顎関節症は，歯科のみならず精神を含む全身に関わる疾患である．この疾患を理解し治療するためには，これらの範囲すべてを知り，理解していることが求められる．

2) 顎関節症は複合的な病変を含んでいる

顎関節症という病名は，風邪という病名に似ている．咳やくしゃみが出ていれば「風邪かな？」と誰もが思う．しかし，花粉症のようなアレルギー疾患でも同様な症状を示すであろうし，熱発を伴っていてもそれが上気道感染症によるものか否かは不明である．このような場合，一般病名として「風邪」と思うことが普通である．実際の病名が急性鼻炎であっても，一般的には「風邪」で通るのである．しかし，この一般病名「風邪」のなかには肺炎も含まれていて，死に至ることもある．

歯科においては，「顔面や頬部が痛い」「咬合に違和感がある」などという訴えを聞くと，顎関節症だと判断されてしまうのである．しかし，神経異常や精神疾患で同様の症状を呈することもあるし，悪性腫瘍のこともある．こういった疾患を除外した後に同様の症状を訴えれば，本当の顎関節症かもしれないと考えるべきである．

3) 筆者の考える顎関節症

以上に一般的に言われている顎関節症像を示したが，これらは現在の症状から見た顎関節症像である．この理解でおおむね正しいのだが，筆者は最近になって経過から見ることも大切だと考えるようになった．特に難症例においては，経過を経るに従って病状が悪化してきている例が多い．

日本顎関節学会をはじめとして，AAOP などのガイドラインをみると「顎関節症はセルフリミッティングな疾患，つまり自然に症状が寛解する疾患である」との見方が一般的になっている．だから消炎鎮痛薬などを投与して放置すればよいといった見方が主流になってきている．たしかに，ごく軽傷の一部の患者では，この考え方が正しい．手足を軽く打撲したからといってギプスをする医師はいないだろう．しかし，一定限度を超えた外傷があると，人の体は放置して治癒するものではない．たとえば，足を骨折したときに固定をしなくても，骨折部分は自然治癒する．しかし，偽関節を形成して正しい機能を回復することはできない．元に近い機能を回復するためには，場合によっては手術までして骨片同士を機械的に結合しなければならない．この例えと同様に，顎関節症においても状況によっては歯科医師側の積極的な介入を必要とする症例が多くある．

ここで必要とされるのが診断である．残念ながら筆者の診療所を訪れる症例の多くは，たくさんの病院を訪れたにもかかわらず正しい診断と処置を受けることなく，長期にわたって苦悩してきた方たちである．

実際の経過例をもとに筆者が考えている顎関節症とは，顎関節部の外傷によって生じた各種症状である．精神的な問題はそれを修飾するので問題を複雑にするし，神経疾患

は顎関節部外傷に伴う神経障害性（神経因性）疼痛と自覚症状を生じさせる．しかしながら，一般的に言われているような筋疾患ではない．

基本的には顎関節部の外傷と，その結果の生じた障害である．そして，障害の状態や種類によって症状の種類が異なると考えている．また，外傷の種類にはさまざまな要素が含まれているので，患者の個性も相まって，症状の出現の仕方にバラツキがあり，より診断を難しくしている．

なぜ顎関節症になるか？

先に述べた図1のクラークの分類に従えば，顎関節部を中心とした外傷と修飾因子による症状の分散である．

この修飾因子には，外傷を与える力の種類や受傷時の様相と，受傷した部位の特性，受傷した患者の身体的耐性および精神的耐性と心理状態がある．では外力と耐性についてまとめてみよう．

1）瞬間的外力と持続的外力

外力の起こり方は多彩である．図2のように耐性には個人差があり，この耐性の上限を越えると発症するというのは有名な話である．しかし，この耐性の器の大きさや高さは始終変化しており，さらに，身体的耐性と精神的耐性が連動して変化していることも臨床家であれば誰でも直感的に理解できるであろう．

ところで，トータルエネルギーが同一であっても，外力がかかる時間的特性によって，生体にかかる力の特性は異なる．

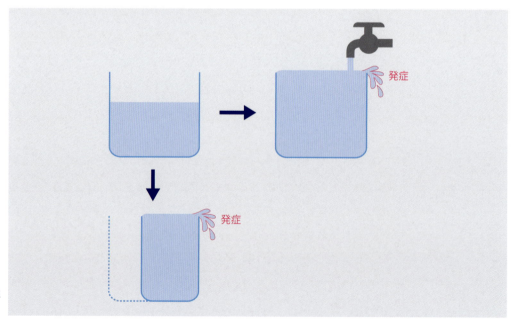

図2　外力への耐性の個人差

(1) 瞬間的外力

転倒や殴打による外力は瞬間的な力なので，力が大きければ生体の組織は瞬時に破壊される．顎関節関連では，直接殴打された部位の組織破壊が起こり，介達的に顎関節部が破壊される．多くは下顎頭や下顎頭頸部の骨折が生じてエネルギーが吸収される（**図3**）．骨折が生じない場合には，下顎頭と下顎窩の間に存在する軟組織の損傷が生じるであろう．その結果，関節腔内部での出血や関節円板や周囲組織の断裂が起こるであろうが，ときには後述する変形性顎関節症を生じることもある．

(2) 持続的外力

頬杖，うつぶせ寝などによる外力が長期間持続すると，生体の粘弾性とも関係があるが，徐々に生体に変形を生じさせる（**図4**）．この事象に関わる癖として，長時間上下

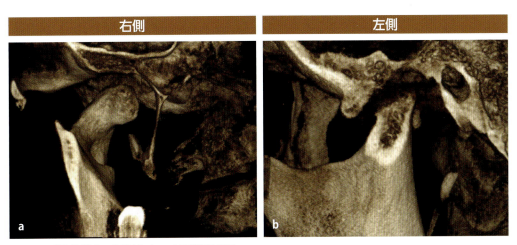

図3 瞬間的外力が原因となった下顎頭吸収
 a：瞬間的外力で骨折すると，関節の吸収は起こらない
 b：瞬間的外力で骨折しないと，変形性顎関節症を生じる

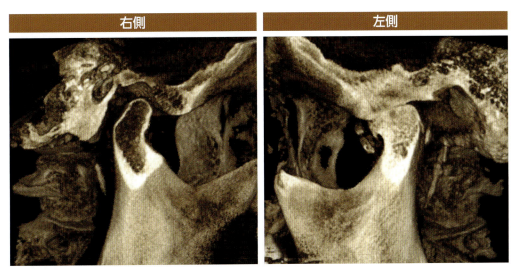

図4 持続的外力による下顎頭の変形
 右側は正常であるが，左側は噛みしめによる持続的外力で変形している

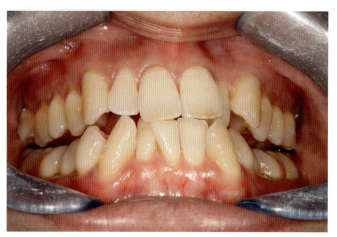

図5　下顎偏位した状態での偏心位噛みしめ

の歯を接触させている癖があるが，生体力学的に正しい咬頭嵌合位で閉口している場合は，不可逆的な生体の変形は招かない．しかし，後に詳しく述べるが滑液の循環を妨げることで二次的に害を及ぼすと考える．さらに，下顎偏位をさせて長時間閉口している場合は，顎関節部の変形を招く（図5）．

2) 耐性

　同じような外力が加わった場合でも，組織に変形や破壊が生じる場合とそうでない場合がある．これは個体の耐性による．頑強な体をもつ個体と，弱々しい体をもつ個体に同じ外力を与えた場合，生体の反応は異なる．さらに，同一個体であっても，精神的ストレスや栄養状態などによって耐性は変化する．非常に重症で，診療後に駅で電車を待っている間に気になって，患者の診療所に戻ってくることを繰り返した患者でも，一度治癒してしまうと「どのようなことがあっても大丈夫」と自信をもって答える方がいる．

　先に述べた顎関節症発症モデル（図2）では，発症因子が個体の耐性の器いっぱいになって発症した後，治癒がどのように影響を与えるかのモデルがない．この点に関して追加したいのは，いったん治癒すると患者の器が巨大に成長し，さらに器の下に排出バルブができて，多少の発症因子がたまっても一杯になることはないし，たまっていたらバルブを開いて捨ててしまう能力ができるのではないかと思う（図6）．耐性という器の機能は自由な変更が可能で，われわれ治療者はあらゆる手段を駆使して耐性の器を大きいものにしたり，発症因子の排出を可能なように改造することで治療する．

3) 性差

　赤峯らの臨床的観察[1]によると，顎関節症で九州大学病院を訪れた患者は3.5対1の

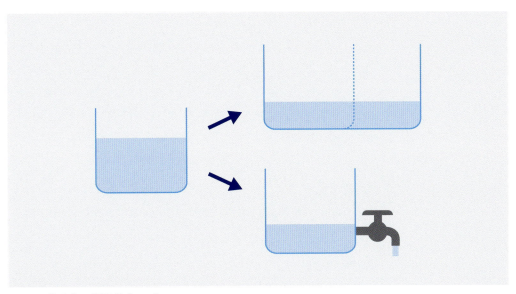

図6 治癒後の顎関節症モデル

割合で女性が多かったということである．女性が圧倒的多数を占めることは筆者の経験でも同様であるが，その理由については明らかではなかった．身体的に耐性が低いとか，社会心理学的に脆弱であるとか言われていたが，個人差が多く裏づけのない推測にすぎなかった．

　ところが，最近になって女性ホルモンのエストローゲンが病状をつくっているのではないかという考えが出てきた．Riberio-Dasilvaらは，顎関節症の女性のエストローゲン励起性炎症過剰反応性の表現系として，少なくともおそらく中枢性感作（第2章参照）によって臨床的な疼痛が高まるということが示されたと述べている[2]．さらに，日本口腔顔面痛学会の口腔顔面痛ガイドブックでも同様に，エストローゲンが侵害刺激を受容するシステムの興奮性を増大させ，侵害刺激に対する抑制システムを減弱させると述べている[3]．

　このことから，顎関節症患者に女性が多いことを理解できる．筆者の経験では，男性の顎関節症患者はセルフコントロールのみで改善できる例がほとんどで，長引くときにはかなり複雑な背景があると考えている．

症状からみた顎関節症の分類と発症因子

　先に示したクラークの図を中心に考えて，発症因子を考察する．**図1**はクラークの図をもとに，筆者が各分野に彩色した．この分類は症状別の分類で，関節の問題，筋肉の問題，神経の問題，咬合の問題，そして精神的な問題の5個のパートに分けられている．各パートが相互に関連していて，それぞれに影響を与える要素を列記してある．各パートの詳細は後に述べるので，ここでは概要を示す．

1）顎関節異常

図1では顎関節症症状のかなり大きな部分を占めており，発症に影響を与える外的要素（インプット）として，外傷，咬合異常（オープンバイト，クロスバイト），ブラキシズム，癖，体位，遺伝によるものが含まれている．さらに，咬合問題も影響するという矢印が記されている．各要素について検証しよう．

（1）外傷

普通の殴打などによる外傷である．

（2）咬合異常

原因か結果であるか不明であるが，咬合異常が顎関節部に負荷をかけていると述べている．

（3）癖

歯の接触癖や噛みしめ癖などである．強い力で噛んでいなくても，常に顎を動かさないでいること自体が顎関節に生物学的負荷をかけることになる．この詳細は，後の顎関節部の解剖の滑液の項で示す．

（4）体位

うつぶせ寝，頬杖など，大きくなくても顎関節部に機械的負荷をかけ続けることである．たとえ小さな力でも長時間にわたって力をかけ続けると，外傷の原因となって変形や機能異常，疼痛を引き起こす．

（5）遺伝

生まれつき顎関節部が弱い，下顎窩に対して下顎頭が大きすぎる，ということだと考える．

筆者はこれらの要素のほかに，全身的な要素を加えたいと思う．疾患としては甲状腺機能亢進や甲状腺機能低下，そして継続的に服用しているステロイドや抗精神病薬などである．これらの詳細は後述する．

2）筋肉異常

筋肉異常と記載されているが，筋肉の硬結や筋痛と解釈してよいと思う．他に示されている3つの要素が影響を与えるという意味の矢印が向けられている．さらに，外的要素として自立性の問題，ストレス，遺伝性，頸部が記載されている（**図1**）．

（1）自律性の要素

噛みしめ癖があげられるだろう．ほんのわずかであってもいつも閉口筋を緊張させているような（歯の接触癖など）習慣による筋疲労の蓄積で，筋痛が生じる可能性はある．また，線維筋痛症のような特殊体質の患者では，原因は不明であるが筋痛が生じる．

（2）ストレス

これは普通に言われる精神的ストレスだと思う．しかし，通常は精神的ストレスがあっ

たからといって筋痛が生じることはないので，精神的ストレスが噛みしめを生じて筋痛につながると考える．また，この点は重要なのだが，精神的ストレスが亢進していると自律神経の緊張系が多く働くので，血管運動神経の緊張があって筋肉に分布している動脈系の血管が狭まり，咀嚼筋への血流が不足して，筋肉の緊張緩和に必要なATPが不十分で硬結が進行する．その結果，疼痛閾値が下がる．

（3）遺伝的要素

生まれつき筋緊張を生じやすい体質ということであろうか．あるいは筋に分布する血管が細いとか，筋緊張を起こしやすい体質のことと思う．

（4）頸部

頸部筋の緊張と疼痛が，咀嚼筋の緊張を促すという考えであろう．

筋肉異常に対しては，関節障害，神経損傷，咬合異常，および精神的な異常からも矢印が向かっており，隣接する器官などのいろいろな障害が咀嚼筋障害を起こさせるということであろう．元の器官の障害が解決すれば，咀嚼筋障害も解決するというわけである．

3）神経損傷

顎関節症に関わる神経損傷は歯科治療，外傷および感染症（たとえばウイルス）があげられている．特に知覚神経損傷に次いで生じる疼痛は特殊な痛みを生じるので，扱いが難しい場合がある．わかりやすいところでは三叉神経痛などであるが，神経圧迫による特殊な痛みである．さらにヘルペス後神経痛も特殊な痛みが生じる．また，歯内療法など直接知覚神経に対して損傷を与えるような治療の後に，理解不能な違和感や疼痛が生じることがある．

さらに症状としては，慢性歯痛や非定型歯痛は診断と扱いが難しい．われわれ歯科医師を悩ませ，患者も苦しむ状態として，下顎位に違和感（咬合違和感）を生じる状況がある．最近はディセステシア（異体感症）として，一つの疾患として取り扱っている医療機関もある．

4）咬合問題

いわゆる咬合異常であろう．原因として医原性疾患（歯科治療）と歯列矯正があげられている．この異常は筋肉異常，顎関節異常および神経損傷に矢印が向けられ，歯科治療の問題がいかに大きいかを示している．特に咬合治療が咬合違和感などにつながっていることが問題である．この矢印は筆者の診療所を訪れる多くの患者に当てはめられる．

5）精神的問題

精神的問題は顎関節症患者の多くの部分を占めている．精神的ストレスから心身症，

精神疾患まで幅が広い．このなかには，患者のもつ性格も含まれる．

　以上がクラークの症状別分類と概説であるが，筆者がこのデータをクラークからいただいてからかなり長い年月が経つ．その間に顎関節症の概念が大きく変わることもなかったので，このままでも十分に役立つと考える．この図と概説を見ただけでも，顎関節症の発症要因は数が多く，かなり複雑であることが理解できると思う．

　この点を理解したうえで必要な知識は，医学の基礎となる解剖学である

文献

1) 赤峯悦生ほか. 顎関節症の臨床統計的観察. 日顎誌. 1977；23(2)：243-249.

2) Ribeiro-Dasilva MC, et al. Estrogen-induced monocytic response correlates with TMD pain: a case control study. J Dent Res. 2017; 96(3): 285-291.

3) 矢谷博文. 顎関節痛障害. 日本口腔顔面痛学会編. 口腔顔面痛の診断と治療ガイドブック　第2版. 医歯薬出版, 2016；172-176.

● 基礎編

第2章　顎関節部の解剖学と機能解剖学

滑膜関節の一般解剖と機能

　ヒトの体にあるいろいろな種類の滑膜関節には，共通する機能がある．滑膜関節は運動機能を行ううえでの力の支点となっており，そのうちの顎関節では関節結節と下顎頭との間で力のやりとりがある．この「力のやりとり」とは，ニュートンの第三法則である作用反作用の法則に則っている．

1）関節の概念－関節とは何か－

　広義の関節とは，骨と骨との間の連結装置すべてを指し，その連結の仕方によって次のように分類される．

（1）線維性の連結（不動結合）

　両骨端が線維性結合組織によって満たされ，両骨を互いに結合する．骨端の運動はほとんどない．これをさらに靱帯結合，縫合，釘植に分ける．歯牙は釘植にあたる．

（2）軟骨性の連結（不動結合）

　両骨端が互いに硝子軟骨（軟骨結合）あるいは線維軟骨（線維軟骨結合）によって結合する．

（3）滑膜性の連結（可動結合）

　骨端が互いに関節包で連結され，骨間に一定の間隙，すなわち関節腔をもち，自在な運動ができて，その運動範囲が広いものを指す．この連結は狭義の関節であり，一般的にはこの滑膜性の連結したものを「関節」と呼んでいる．

2）滑膜性の連結をした関節（狭義の関節）の基本形態（図1）

　骨端は凸面をなす関節頭と，これに対応する凹面をなす関節窩からなり，関節軟骨で覆われている．両骨端は骨膜の続きである関節包によって連結され，その内部に閉鎖された関節腔をもつ．この関節腔の中は，関節包の内面を覆う滑膜から分泌された滑液によって濡れている．また，両関節面を適合させるために，線維軟骨性の小板が関節包の内面から関節腔内に突出している．この小板が卵円形をなす場合は関節円板，半月状をなすときは関節半月という．

（1）滑液の性状

　可動性結合の関節包の内面の滑膜から分泌され，関節腔内を満たし関節面を浸している，きわめて粘稠性の高い透明な液体である．関節運動の際には関節面の摩擦を軽減し，

11

第 2 章　顎関節部の解剖学と機能解剖学

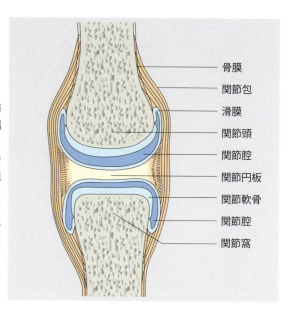

図1　いわゆる滑膜関節は，一方の骨端部を関節軟骨が覆い，関節腔を経て関節円板または関節半月が覆っている．その反対側の骨端部も同じ基本構造をしている．関節腔といってもほとんどスペースはなく，関節円板と骨端部上の軟骨組織は密着している．これらの骨端部を関節腔を形成する靱帯状の組織が覆い，その内面は滑膜組織に裏打ちされている．
　滑膜組織からは滑液が分泌され，関節運動に伴って滑液が循環する．滑液は関節腔を形成する軟骨や線維組織に酸素や栄養分の供給を行い，老廃物を運び出して滑膜から吸収する（なお，本図では関節腔を誇張して描いている）
（小笠原庸治，中沢勝宏．イラストで示す顎関節のバイオメカニクス　1．ザ・クインテッセンス．2000；19(1)：38 をもとに作成）

関節組織の栄養や酸素の供給源ともなっている．さらに，関節に面している組織の老廃物の滑膜からの吸収も行っている．また，関節の炎症の際には，炎症状滲出液によって滑液が薄められ，分子量が小さくなってサラサラした性状になる．
　この滑液は，滑膜の毛細血管から透過したとも考えられる．また，滑液のなかに多量に含まれるムコ多糖類の由来は，一部の滑膜細胞での産生も考えられているが，不明な点も多い[1]．

（2）滑膜関節の生体力学

　関節によって力の伝達方式が異なるので一般論的に示すのは難しいが，関節円板の存在や滑液が存在することによって，負荷の分散をはかっている．
　関節円板と滑液がともに存在したら，滑液のチクソトロピー性により瞬間的な大きい圧力に対する力の分散がはかれる．

顎関節の基本形態と病的状態

1）骨と関節軟骨の機能

（1）全体像

　図2は，頭蓋に対する下顎体と顎関節の位置関係である．左右の顎関節が下顎体を介して連結されており，さらに閉口時には歯列が第三の関節の働きをしている．これら3つの関節が機能的に完全にマッチしていなければ，顎機能時に組織のどこかに余分な負担がかかることになる．
　顎関節は下顎窩，関節結節部および下顎頭からなり，それらの構造物の表面には軟組織がある．また，通常これらの構造物の間には関節円板が介在し，関節腔を上下2つに分けている．下顎頭や関節円板の外側と内側には関節包があって，関節腔と外部とを遮

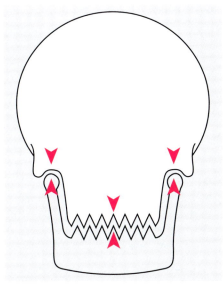

図2 頭蓋に対する下顎体と顎関節の位置的関係
　この状態が正しければ，噛みしめても関節に負荷はない

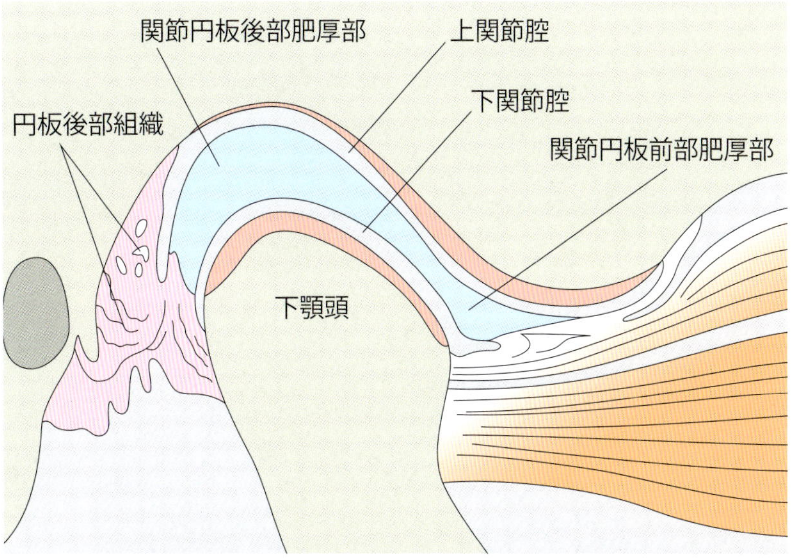

図3 顎関節の模式図

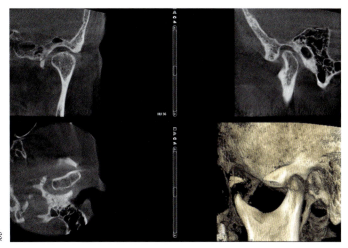

図4 下顎頭の形態

断している．下顎頭の前方には外側翼突筋などの筋肉があり，後方には耳下腺の深部や血管，疎な結合組織がある．さらに後方には，外耳や中耳が薄い骨を隔てて存在している．

図3は，よく用いられる顎関節部の模式図である．このような図は，顎関節の構造の位置的な関係のおおよそのイメージを身につけるには役に立つ．

(2) 下顎頭と機能

下顎頭は，矢状面でみると下顎頭頸部の幅径をそのまま骨端部を丸くしたような形態をしており，咬合器の顆頭球にあるような丸い形を思い浮かべがちであるが，実際には奥行きが長く，上方からみると長円形を曲げたような形態をしている（図4）．その表層は軟組織で覆われ，表層から結合組織層，増殖層，軟骨層，そして骨に至る．特に負荷を多く受ける前上方では，他部よりもこの軟組織の層が厚い．そして加圧に対する抵抗によるものか，多くの骨梁は上下方向に走行している．下顎頭の頸部寄りの内側には翼突筋窩があり，外側翼突筋の停止部となっている．

第2章　顎関節部の解剖学と機能解剖学

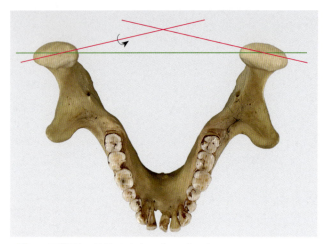

図5　下顎頭の長軸は内方に向いている

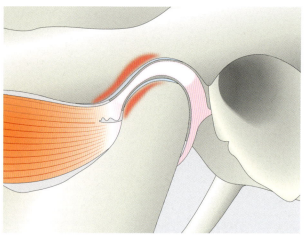

図6　顎関節部下顎窩の真の関節面は，関節隆起後面である

　下顎頭の長軸は角度に個人差があるものの，内側を向いていることが多い（図5）．したがって，開閉口運動のような下顎がまっすぐに左右の下顎頭を結ぶ線に平行に回転運動するような場合には，下顎頭の長軸はやや"スリコギ状"の運動をすることになる．しかし，側方運動の場合には，作業側の下顎頭はさまざまな運動をするが，運動量は大きくない．ところが，非作業側の下顎頭の長軸はスリコギ運動をしないで，作業側下顎頭あたりを中心とする疑似回転運動をすることが多い．

　単純な機械ではスリコギ運動ができる軸受けを作ることは難しいが，後に述べる下顎頭・関節円板・関節包複合体ではこのスリコギ運動を柔らかく受け止めることができる．

（3）下顎窩の形状と機能

　下顎窩は前方を関節結節，後方を関節後突起にはさまれた側頭骨に支えられた部分で，その関節面は関節包の側頭骨付着部の内面であり，卵形をしているといわれている．

　下顎窩の最深部は頭蓋内部に非常に近接して，外力を支える構造とはなっていない．下顎窩の機能面は関節隆起後壁に相当する部分からその前方部であり，軟骨の層もここで最も厚い．また，関節隆起そのものの骨もここでは強大で，耐圧構造であることがわかる．これらのことから，顎関節の真の関節面は関節隆起後面で，それより後方は全く関節機能を果たしていないと考えてよい（図6）．

　乾燥頭蓋骨でみた下顎窩は，下顎頭がはまりこむ窩のようなイメージをわれわれに与えるが，その最深部から後方はむしろ非加圧部としての成り立ちをみせ，やや後方にある鼓室鱗裂，錐体鱗裂，錐体鼓室裂などからは，さまざまな靱帯や神経が走行しているといわれている（図7）．

　機能的には，下顎窩は補綴では顆路を形成する重要な部位である．下顎頭が通る路で，形や角度が下顎機能に与える影響は大きい．しかし，実際に下顎頭が機能運動時に通る通路は下顎頭と一緒に動く関節円板と周囲組織，靱帯および歯の斜面の影響を受けるのでごく狭い範囲である．

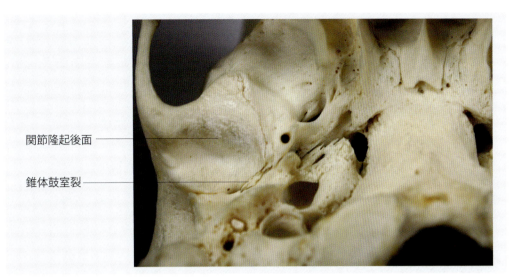

図7 下顎窩の最深部から後壁には骨縫合部が多い

2）関節円板と機能

（1）関節円板

　関節円板は膠原線維性の結合組織からなる板状の構造物で，その中央部は血管の欠如した線維性軟骨となっている．形態は上方からみると卵形をしており，側方からみると前後に肥厚部があるために，上下面ともに凹形をなしている（図8）．最も厚い部分は後方肥厚部と呼ばれ，血管や神経がわずかに入り込んだ組織で，次いで前方肥厚部とよばれる厚い組織がある．その中間部には血管が欠如した薄い部分があり，耐圧組織となっている．さらに後方肥厚部は関節円板の後部組織へと移行している．

　関節円板前方の外側半部は関節包を介して下顎頭に付着し，内側半部では停止腱をへて外側翼突筋上頭の一部と下頭の一部につながる[2]．内外方へは下顎頭の内側極と外側極のやや後下方に，関節包とともに集束して付着する[2,3]．また，後内方へは錐体鼓室裂からの弾性に富む線維と連続している[4]．この線維は，Pinto[5]やColeman[6]のいうタイニーリガメント（下顎槌骨靱帯）と同じものかもしれないが，関節円板を強く後方に牽引するほどの機能はないとのことである．後外方は円板後部組織へと移行する．

　関節円板の機能は，主として下顎運動をベアリングのように円滑にすることにあり，顎関節部に加わる外力を分散させる働きもあるのかもしれない．

　関節円板後部支持組織（二層部と呼ばれる）は二層に分かれ，上層は比較的粗な結合組織で，上関節腔の一部を形成し，弾性に富んだ組織である．下層はかなり緻密で靱帯状の組織で，下関節腔の一部を形成している．これらの2つの層にはさまれた領域は，非常に弾力性に富んだ，血管や神経の豊富な粗なスポンジ状の結合組織であって，圧力に対して塑性変形する．

　この組織は下顎頭が後上方に変異したときに圧縮される．咀嚼や短時間の噛みしめによる一過性の圧縮であれば，この組織は一過性の貧血ですむが，長時間の噛みしめ癖による貧血では，この組織の壊死や長時間の貧血後の炎症を生じ，さまざまな臨床症状を

見せる．この臨床症状が複雑なので，ときには失われた下顎位を求めてさまようこともある．この症状は，これまで多くの顎関節症の専門医やベテランの補綴専門医をだまし続けてきたのである．そして，この組織にダメージを与えるのは，あらためて述べるが片側性の低位咬合と習慣性の噛みしめである．ときには下顎偏位での噛みしめでも同様のことが生じる．

(2) 関節円板の役割

関節円板は機械的ショックアブソーバーとしての役割がある．そして下顎頭と関節結節のように全く異なる形状の物体を機能的に結びつける，かなり柔軟性のあるスベリ装置である．言ってみれば形態変化吸収装置（アブソーバー）としての役割がある．

この装置がないと，2つの種類のショックアブソーバーがなくなるので，顎関節部に機械的，生物学的負担が直接的に加わることになり，正常な関節の機能は期待できない．2つの関節面の表面は線維性結合組織で覆われ癒着の状態になると想像され，関節は変形するであろう．

(3) 下顎頭の位置

筆者は，解剖学的には関節結節と密着し周囲組織に牽引力や圧迫を加えない場所であったら，どこでもよいと考えている．たとえば，下顎頭が存在することで軟組織に過

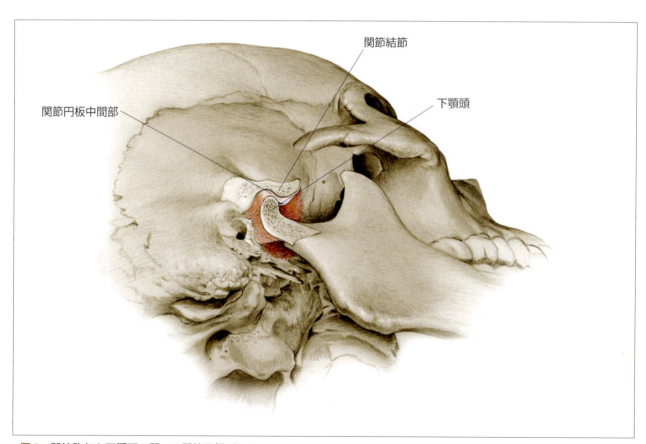

図8　関節隆起と下顎頭の間には関節円板がある

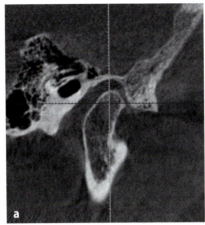
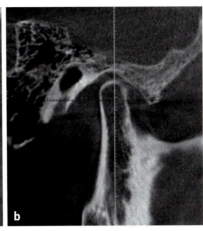

図9 下顎頭の病的状態の治癒は関節結節と下顎位の密着で判断する
 a：バランスのとれた下顎窩と下顎の大きさ
 b：変形性顎関節症によって，下顎窩が大きく，下顎頭が小さい．このような例では，下顎位が不安定になりやすい

剰な負担をかけてはいけない．具体的に言うと下顎頭が関節円板の周囲（特に後部）組織を圧迫して貧血状態になっていることは望ましくない．また，下顎頭が下顎窩から離れている状態は非機能的であり，望ましくない．

　咬合を考えるうえでは，咬頭嵌合位としての下顎頭の位置は決まっていて，後に述べる中心位と呼ばれる下顎頭の位置が解剖学的には安定しているように見える．しかし，過度に下顎頭が小さかったり大きすぎたりするなど，下顎窩と下顎頭のサイズに大きな違いがある場合，与える咬合は難しくなる．また，もともとはバランスがとれていても，病的状態が続くなかでバランスが大きく崩れることがあるが，病的状態が癒えればそれに応じた下顎位を作る．そのときの原則は，はじめに述べたように関節結節と下顎頭が密着していることが大原則である（図9）．

（4）下顎運動時の状態

　下顎運動を語るときに，解剖学を忘れてはならない．下顎機能運動時には実際に運動しているのは，下顎頭を包んでいる関節円板，その固まりを包んでいる関節包である．下顎頭と関節円板の間にある滑液を潤滑剤として，下顎頭が関節包に対して前後に回転運動をしている．そして下顎頭と関節円板の固まりは，上関節腔の表面を滑液を介して前後にスベリ運動をする．もちろん，この固まりは周囲からの力加減で左右にもズレるし斜めにもズレる．

　このときに考えるべきなのは，下顎運動や下顎位を大ざっぱに決定するのは筋肉であり，微妙に決定するのは関節構造ということである．ときには歯の干渉によるリアクションで，関節ががたつくこともある．補綴の専門家が勘違いしがちなのは，下顎運動を決定するのは咀嚼筋がすべてとの思い込みである．先に述べたように，きわめて大雑把なところは筋肉が決定するが，歯が接触してから後は構造物による誘導が主となる．ロックしてしまえば，筋肉が引っ張っても動けない下顎頭は，邪魔な関節円板がない下方へ移動するしかないし，限界点にくれば元に戻るのである．

　さらに，関節円板の転位がなくても関節包が緩んでいれば，下顎側方運動時に下顎頭

を含め下顎体全体が真横や後上方にずれることもあり得る．このように下顎が動いた際，顎関節部に無理な力が加わると，疼痛や外傷の原因になり得る．下顎が異常な方向に圧迫されたり牽引されたりするのであり，大臼歯部での咬合干渉はこの典型である．もちろん，生体の許容範囲内の外力であれば，問題にならない．

3）関節包および滑膜と滑液

（1）関節包と機能（図10）

この組織について，現在のところ顎関節機能を考えるうえであまり重要視されていないが，筆者はきわめて重要な機能をもつと考えている．しかし，解剖学の教科書には関節包に関する十分な記載はなされていない．

関節包は線維性の結合組織からなり，内外側方については，はっきりと関節包の存在が認められるが，前方では関節包は欠如し，後方では円板後部組織と混合して区別がつかない状態である．また，関節包の外側面は外側靱帯があり，大村によると外側壁は5層に分かれているということである[7]．しかし，外側から剖出していった場合には，肉眼的には外側靱帯と関節包の区別はつけにくい．関節包の内面は，疎な結合組織である滑膜で覆われており，滑液が分泌されている．

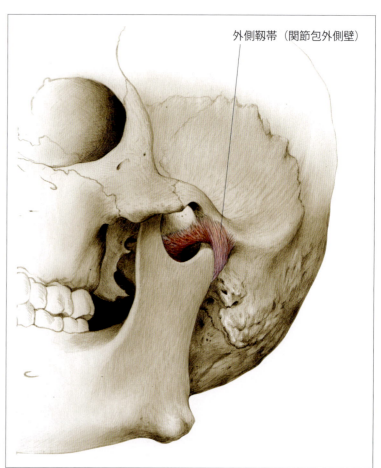

図10 関節包
外側は外側靱帯と一致する

関節包の機能は，次の通りである．

・関節を関節周囲組織から独立させて関節機能を保護する（血液関節関門）

・滑液の分泌と貯留

（2）滑液の機能と循環

通常の滑膜関節と同様に，滑液は物理的機能として顎関節の潤滑液として働き（摩擦係数を下げる），顎関節部に加わる衝撃を分散する働きをもつ．さらに重要な生物的機能として，関節円板などへの栄養，老廃物の運搬，酸素の補給を行う．

滑液が存在しても，これが関節包内部を循環していなかったら，滑液の劣化（生化学的，物理的性状の変化）をきたす．その結果，摩擦係数を下げる機能や衝撃分散の物理的機能を果たすことができなくなる．

さらに，たとえば誰とも会話をせず長時間にわたって顎を動かさない状態などが続くと，滑液の循環がなくなり，関節円板や関節結節，下顎頭の関節面を形成する線維素の一部の代謝に必要な媒体（滑液）が循環しなくなる．その結果，これらを構成する細胞層が死んでしまい，修復されれば線維性癒着を起こす．すなわち，不動関節に移行する可能性がある[8]．

線維性癒着の原因となる不動状態を起こすものとしては，ほかにも外科手術後や外傷後の顎間固定でも生じるし，ごく軽い噛みしめでも起こる．患者が噛みしめの癖をもっているようであれば，軽いかもしれないが癒着の可能性を念頭に置いたほうがよい．さらに，正常な滑液が存在しないという状況としては，関節炎や外傷，下顎骨頭壊死などで関節液が炎症性物質で薄められた状態でも同様である．

滑液の循環を促すのは，下顎運動である．咀嚼をはじめとして，会話や無意識の開閉口運動によって下顎運動が行われると，関節腔内部での滑液に循環が行われる．さらに，咀嚼運動などで関節に間欠的負荷が加わると，下顎頭や関節結節，関節円板の線維層に滑液がしみ込んだり押し出されたりする．その結果，これらの細胞が生存し機能できる．

4）靭帯と機能

顎関節周辺の大きな靭帯は，外側靭帯，蝶下顎靭帯および茎突下顎靭帯である．このうち咬合に関与する靭帯は，外側靭帯である．外側靭帯外層部の機械的な運動制限によって，過剰な運動から関節を保護している．

下顎頭の外側部に関節包の一部として外側靭帯があり，主として下顎頭を支える働きをしている．福島ら[9]によると，正常者では下顎頭に下方への牽引力を与えると約0.4mm程度の伸展があるということである．しかし，特に歯ぎしりがひどい症例や高齢者では，靭帯が外傷によって緩んだり，靭帯が支えるべき下顎頭が小さくなってしまった場合などは，靭帯が伸びてしまっていてたるんだ状態になっている．実際の症例ではこのような例は非常に多く，側方運動時に作業側下顎頭が後方に移動してしまうなど，補綴作業上の混乱をきたす例が多い．

第 2 章　顎関節部の解剖学と機能解剖学

咀嚼筋とその機能

　ここからは顎関節症に関わる筋肉について述べる．筆者の考えと臨床経験から，顎関節症の症状発現と原因に関わる筋群は閉口筋群，バランスをとる筋群および頸部の筋群に分けられる．

1）閉口筋群
　閉口筋群において顎関節症に関わる筋肉は，側頭筋，咬筋のみである．どちらも頭蓋につく筋肉としては強大で，噛む力の大半を担っている．

（1）側頭筋
① 形状
　図 11 ように側頭窩を埋める厚みのある筋肉で，側頭部側頭窩および側頭下窩に起始部があり下顎骨筋突起に停止部がある．停止部付近から側頭窩半分ほどまで腱で占められ，相当大きな力に耐えられる構造になっている．側方からの模式図では厚みのない扇のように見えるが，図 11 のように筋突起のある側頭下窩の付近では厚みがあり，強大な筋肉である．

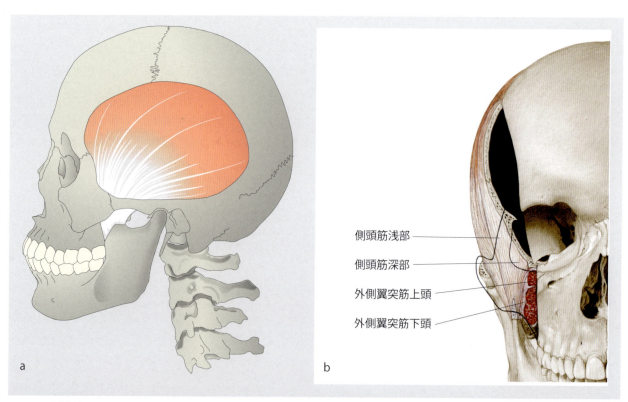

図 11　側頭筋
　a：側方から観測すると，側頭部全体を埋めつくす大きな筋肉である
　b：断面で見ると，かなりの厚みのある筋で，特に深部筋の前方部は外側翼突筋と一部交錯することもある

② 機能

前腹から中腹にかけての筋が側頭下窩に近く，分厚い．そして，収縮するときには筋突起を上方に牽引するが，主として後腹が収縮すると下顎を後方上方に，前腹では前上方に牽引する．しかし，全体としては中心のベクトルは上方である．その結果として，顎関節部を支点にした閉口運動となる．

ところが，側頭下窩に起始部がある側頭筋深部，すなわち側頭筋水平部は収縮時のベクトルが上方というより内側なので，側方運動やバランスをとる働きをしているのかもしれない．この筋肉に関する情報がないので推測の域を超えない．

側頭筋に分布する筋紡錘の数は咀嚼筋のなかでも圧倒的に多く，特に側頭筋水平部での筋紡錘の数が圧倒的に多い．純粋に筋突起を上方に牽引する働きのある側頭筋表層には筋紡錘はなく，内側に行くに従って筋紡錘が増加していることから察すると，側頭筋の内側部はバランスをとる働きをしていると推測される．

筋紡錘は筋肉の長さのセンサーなので，属する筋肉の長さのデータを上位中枢に Ia 神経線維を介して送っている．つまり，筋紡錘があることで筋肉が長さのバランスをとることができる可能性を示している．しかし，その数が多いからといって高感度であるとはかぎらないだろう．

③ 顎関節症との関わり

側頭筋そのものの疼痛は，噛みしめによって生じる．以前は咬合異常と γ-ループを結びつけて考察し，咬合異常によって生じる不随意収縮から疼痛が生じると考えられていた．しかし，現在ではこの現象は全くないとはいえないものの，咬合異常があっても筋の疼痛を生じない例も多いことから，筋痛の主たる原因ではないと考えられる．

（2）咬筋

① 形状

図 12 のように頬骨下縁と側頭骨からなる頬骨弓下縁に起始部があり，下顎枝外側面全体に停止部がある．そして，起始部から筋長の半分ほどは腱で覆われており，筋力が大きいことが想像される．そして，頬骨弓下縁に起始部がある咬筋深部は，この図 12 では見にくいが下顎枝中央部付近に停止部のある小さな逆三角形の筋である．形状からいっても，主たる咬筋とは機能が全く異なることが推測される（図 13）．

② 機能

その名の通り閉口時に機能する．通常は機能時に下顎体を前上方に牽引する．そのときに下顎頭と関節結節が支点となって閉口運動が起こるが，比較的前方に食片があれば，それが支点となって顎関節部に圧迫力が生じる．ただし，立体として考えると生体力学的に複雑なベクトルが生じる．この点に関しては後述する．

咬筋深部は明らかに表在の咬筋とは異なる働きをする．すなわち，バランスを取る働きである．後に述べる内側翼突筋とともに下顎位のバランスをとる働きをしているようである．

第2章　顎関節部の解剖学と機能解剖学

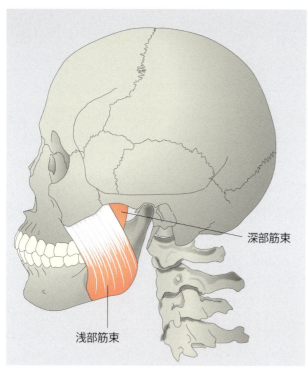

図12　咬筋
深部筋束と浅部筋束とでは走行方向が異なる

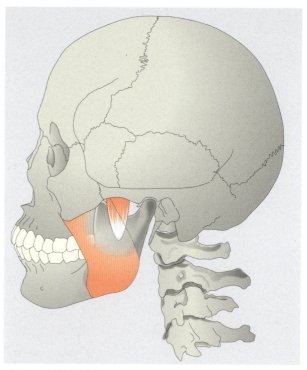

図13　咬筋深部筋
外側の大きい咬筋とは全く異なる働き（バランスをとる働き）をする

③顎関節症との関わり

噛みしめによって多くのトリガーポイント（筋の硬結部）が生じ，なかには非常に硬く，緩解させるのに長い時間を要する例もある．また，深部筋は複雑な働きをするので疼痛が出やすく，咬合状態との関わりが強いので興味深い．

2) バランスをとる筋群

バランスをとる筋群は，外側翼突筋，内側翼突筋，咬筋深部，および側頭筋水平線維群である．

(1) 外側翼突筋
①形状

図14のように複雑である．上頭と下頭に分けて考えられている二頭筋であり，上頭は蝶形骨大翼の側頭下面に起始部があり，下頭は蝶形骨翼状突起外側面に全体に起始部がある．外側から観察すると，上頭と下頭はそれぞれ筋膜に覆われていて，別の筋のように見えるが，内側から観察すると一つの筋に見える．また，単頭筋や三頭筋の例も見られる（図15）[10,11]．

上頭の停止部は関節円板か支持組織と下顎頭翼突筋窩にあり，下頭は下顎頭翼突筋窩にある（図16）．上頭と下頭は全く同じ方向を向いておらず，起始部の影響を受けて下頭は下顎頭から見ると前下内方に傾いている．

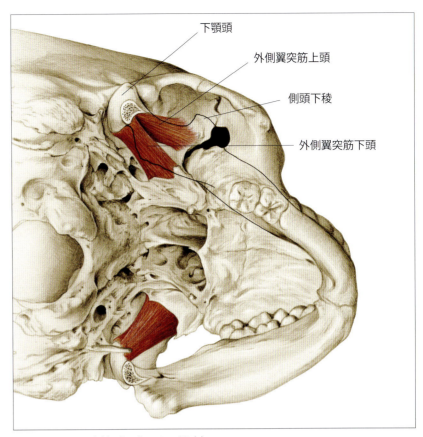

図14　外側翼突筋（下方からの観察）
上頭と下頭の走行方向に注意

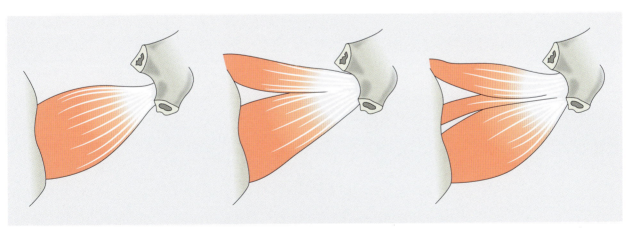

図15　外側翼突筋のバリエーションとして単頭筋や三頭筋も高率で存在する（上條, 1967[10]）および岩田, 1959[11]）

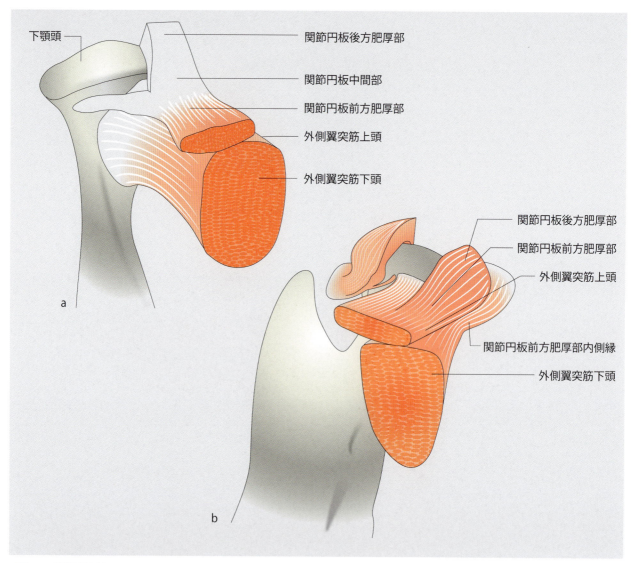

図16　外側翼突筋
 a：上頭の一部は関節円板に連続的に移行して停止する
 b：外側翼突筋の下頭も関節円板に停止部がある

② 機能

　主として下顎を前方あるいは側方に移動するときに働く．以前は上頭は関節円板を前方に牽引し，開閉口運動に伴う関節円板の前方移動に寄与して，関節円板の位置を微妙にコントロールしていると考えられていたが[12]，髙野の研究では完全に否定されている[13]．筋の働きを微妙にコントロールするにはセンサーとして筋紡錘が必要であるが，外側翼突筋には全体の1％ほどしかないので，生理学の立場で考えると不可能な仮定であるといえる．さらに，先述の単頭筋の例などでは，存在しない仮定となる．

　基本的には，下顎の位置を前方に牽引する働きをしていると考えられる．

③ 顎関節症との関わり

　以前は非常に重要視されていたが，現在では他のバランスを取る筋群と同程度で，左

右の大臼歯部の咬合の高さが異なっている例では低い側の外側翼突筋が強く働くことが知られている[14]．同じ傾向をもつ顎関節症症例では，この筋は触診ができないので何とも言えないが，頭の芯が痛いという形で表現される．

（2）内側翼突筋

① 形状

起始部は蝶形骨翼状突起内面にあり，停止部は下顎骨筋突起内面にある薄い弱い筋肉である．図17のように腱がなく，強い力を発揮する筋肉ではない．

② 機能

大きな咀嚼力を発揮するときに緊張する．しかし，この筋の主な仕事はバランスをとることにある．

③ 顎関節症との関係

大臼歯部において，低位咬合の側で圧痛がある．理由は後述するが，顎関節症を考える際に重要な筋肉である．

（3）咬筋深部

① 形態

咬筋の項で述べたように，咬筋直下にある薄く小さな逆三角形の筋で，起始部は頬骨弓下縁にあり停止部は下顎枝外面にある（図13）．

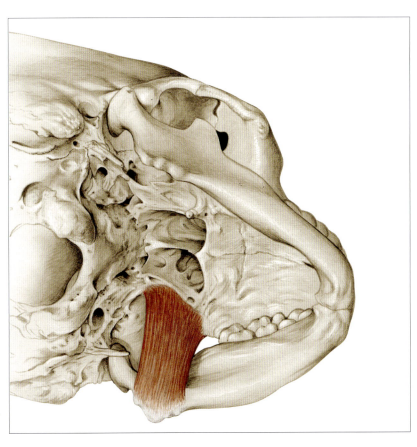

図17 内側翼突筋
　起始部付近で2つに分かれていることもある

② 機能
内側翼突筋と全く同じ.
③ 顎関節症との関わり
内側翼突筋と全く同じ.

図18のように片側大臼歯にて硬い大きな食品を噛みしめるときに，咀嚼側では大きい閉口筋である側頭筋と咬筋表在筋が強く働き，食品を噛みつぶそうとする．そのときに反対側の下顎頭には下方への牽引力が働くので，バランスをとるために同側の外側翼突筋の一部，内側翼突筋および咬筋の深部が働く[14].

3）頸部の筋群
頸部の筋群のうち，顎関節症との関わりが深いのは胸鎖乳突筋のみである．
(1) 胸鎖乳突筋
① 形状
図19のように，二頭筋で起始部が胸骨と鎖骨にある．停止部は側頭骨乳様突起にある．胸骨に起始部がある筋束が前方にある．

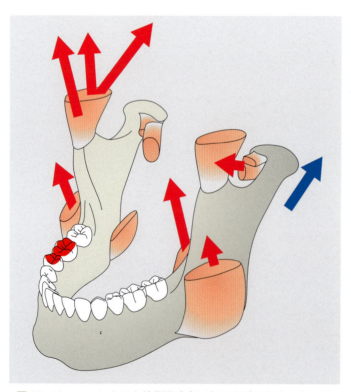

図18 Hannamによると片側臼歯部で何かを噛みしめると，反対側の外側翼突筋および咬筋深部がバランスをとる働きをする（Hannam, 1988[14]）をもとに作成）
噛みしめが続くと青色の矢印の方向のベクトルを受けて，下顎頭が後上方へ偏位する

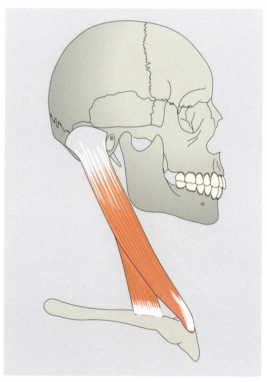

図19 胸鎖乳突筋
咀嚼筋ではないが顎関節症と関わりが深い．二頭筋で胸骨と鎖骨に起始部があり，頭部の乳様突起部に停止部がある

②機能

僧帽筋とともに左右から頭部を支え，頭部の左右や斜めなどの回旋を行い，下方へのうつむきを行う．

③顎関節症との関わり

顎関節症の症例では，ほとんどすべての症例でこの筋の自発痛を認める．噛みしめとの関わりが深い筋なので，当然ながら顎関節症との関わりも深い．

4）噛みしめ時の咀嚼筋の働きとバイオメカニクス

この項は，顎関節症の発症因子を考察するうえで最も大切である．咀嚼筋の噛みしめ時のバイオメカニクスを理解すれば，顎関節症の発症と治療を同時に理解できるようになる．

顎関節部のバイオメカニクスを考えるときには，正常な場合と異常な場合に分ける．

（1）顎関節構造が正常で咬合接触状態も特に異常ではない場合

咬合接触状態はいろいろな正常像があるが，ここでは咬頭嵌合位で上下の歯の接触が前後左右ともにおおむね均等なことを指す．特に犬歯誘導等の条件はない．

この場合は，強く噛みしめても閉口筋群は左右差なく機能し，何よりも顎関節部に加わる負荷はゼロに近い（**図 20**）．したがって，噛みしめが直接的に顎関節部に障害を加えることは考えられず，長時間にわたる顎関節部の不動による滑液循環不良のほうが影響は大きい．

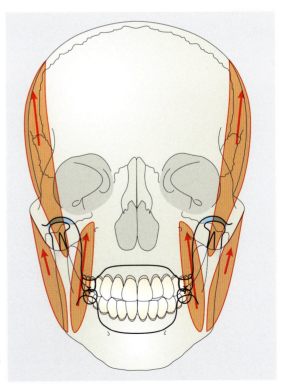

図 20 咬頭嵌合位が生体の構造と機能的に適合している場合は顎関節の負荷がない

（2）顎関節構造は正常であるが咬合状態に異常がある状況で噛みしめた場合

顎骨の形の影響があるため，必ずしもすべての例にあてはまるとはかぎらないが，一般論として以下をお読みいただきたい．

① 第一大臼歯が高いとき

窪木[15]はこの部位で5分間程度噛みしめていると，作業側下顎頭はやや前上方にずれるものの偏位量は少なく，反対に非作業側の下顎頭が2mm以上も後上方に移動していると述べている．たった5分間程度でこの変位量をしめす．この偏位のエネルギー源はHannamの研究[14]から明らかである．

それぞれの項で述べたように，バランスをとる筋肉である咬筋深部と，特に内側翼突筋が強く働いているのである．これらの筋の牽引方向はほぼ上方なのだが，関節結節の斜面によって非作業側下顎頭は後上方に偏位し（図18，21），この現象は数学的にも証明されている[16]．

② 第二大臼歯が高いとき

窪木[15]はここで面白いデータを示している．非作業側の下顎頭の動態は変わらないが，作業側下顎頭は後下方に牽引されているのである．この違いは閉口筋の筋力の重心の線のズレによるものと思われる（図22）．

③ 下顎位がずれた状態での長期の噛みしめによる下顎頭位の後上方の位置への固定化

下顎頭は関節結節に沿った領域では自由に動くことができ，固定化することはないが，下顎頭が後上方の円板後部組織を圧迫しつつその位置に長期にわたって居座ると，その

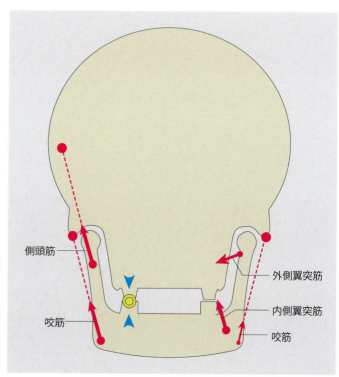

図21 右側の臼歯部で噛みしめると，作業側である右側の咬筋と側頭筋は強く緊張するが，内側翼突筋と外側翼突筋は緊張しない．非作業側では，内外側翼突筋および咬筋深部が緊張し，咬筋の主たる部位と側頭筋は休む

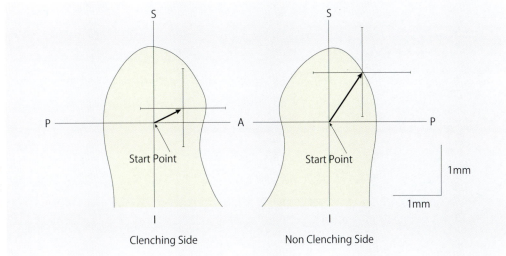

図22 右側第一大臼歯における片側噛みしめ時の下顎頭微小偏位量および方向（窪木，1990[15]）
A：前方，P：後方，S：上方，I：下方

場で安定してしまうのであり，この現象が咬合を難しくしている．

　実はこのような患者は非常にたくさん存在しているのだが，生体のもつ寛容によって特に症状を訴えないでいる．しかし，患者の一部が歯科処置後に咬合の違和感を感じはじめたときに，何とも診断が難しい症例になることがある．ドクターショッピングをして心身症と診断されることもある．

　さて，なぜ固定されてしまうのだろうか．後上方に偏位してしまった下顎頭・関節円板・関節包複合体は，周囲を粘弾性のある生体物質の中にとどまっており，周囲組織の血流が押し出された状態のまま安定している．これは，水の中でぎゅっと握ったスポンジの手を緩めるような感じに近い．水中のスポンジは急には周りの水を吸い込んで膨らむことができず，時間をかけて元のサイズになる．しかし噛みしめが持続していると，いつもスポンジは潰されたままでいることになる．

　このように，下顎頭を支える周囲組織が潰れた状態が続き，結果的に下顎頭の後上方偏位が持続することになる．潰された組織はダメージを受け，炎症を生じ疼痛を訴える．硬組織の損傷も生じるであろう．これが顎関節症症状の発現につながることがある．

　この下顎位の偏位については，第4章であらためて述べる．

中枢性感作

　顎関節症患者の20％近くが線維筋痛症と診断されていて，いわゆる難症例になっていくといわれている[17]．線維筋痛症に関わる中枢性感作について，近年非常に注目されていて，顎関節症治療においてもいわゆる難症例を解釈するのに大きなヒントになり得ると考えている．Chichorroら[18]は，末梢性と中枢性感作についての知識が口腔顔面痛の治療について特に重要であると述べている．

慢性痛や咬合違和感などの異体感症を説明するのに，以前はメンタルに注目していて「気のせい」にしてきた．しかし，現実には精神科医にとっても診断の難しい痛みや違和感の症例が多く存在し，患者や医療者を悩ませていた．そこで，神経科学が発達した昨今では，神経可塑性による末梢性感作と中枢性感作の存在が明らかにされてきた．この考え方を用いると，顎関節症のなかの難症例について，説明ができるようになった．説明できるようになったからといって，すぐに治療可能になるわけではないが，少なくとも「気のせい」と切り捨てることはなくなった．

筆者らが大学で教育を受けていた時代には，大人の神経細胞はもう増殖することはできないし，機能が変化することはできないと教育されてきた．しかし，神経科学の発達に伴って，たとえ成人であっても神経の再生は可能であり，さらに神経はプラスチックや粘土のような可塑性をもち機能を変化させ，そのために興奮性が増大してそれが長期間維持することがわかってきている．特に，C神経線維は神経可塑性が強く，所在のはっきりしない嫌な痛みの元になりやすい．

1）末梢性感作

末梢神経が高頻度に刺激を受け続けると，刺激を受けた部位からインパルスが高頻度に発射される．その結果，激しい痛みを感じるが脊髄後角での生体反応として，はじめは時間的加重（wind up）という現象が生じる．時間的加重というのは，痛みの感じ方が徐々に盛り上がっていき，少しの刺激でも強い痛みに感じるようになることである．ただし，これは刺激が止まると元に戻って痛みが遷延することはない．ここまでの現象は，末梢性感作とも呼ばれる．そして，この時間的加重が60％ほど達成されると，高いレベルで残感覚があるという[19]．

その仕組みは，侵害刺激を受けると痛みの神経終末を介してその活動電位を発する．一方，侵害を受けた組織を構成する細胞からは発痛物質（サイトカイン，インターロイキン，ナーブグロースファクターなど）が産生され，反応を増強して痛みが増強される．この段階でNSAIDs（非ステロイド性消炎鎮痛薬）などによって早期に痛みをコントロールすれば，痛みは消失して終了となる．

ここまでが末梢性感作であるが，うまくコントロールできていないとNSAIDsでは消失しない痛みが残る．ときにはニューロンの興奮性が長時間持続することがあり，徐々にシナプス伝達の長期増強につながっていく．

2）中枢性感作

前項の末梢性感作を生じる刺激がさらに続くと，二次ニューロンの興奮性シナプス後電位の増強や抑制が長時間続くようになる．

歯科の領域では，三叉神経脊髄路核ではこのシナプス伝達の長期増強（LTP），または長期抑制（LTD）と呼ばれ，頻回の神経刺激後にシナプスの伝達効率が長期にわたっ

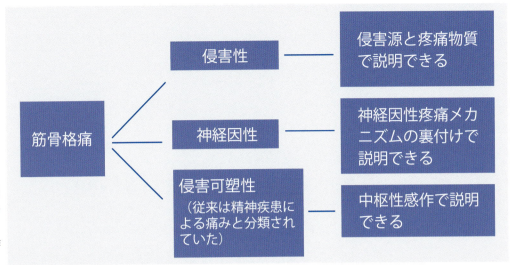

図23 筋骨格系の痛みの新しい分類（Kosekほか，2018[22]）をもとに作成）

て変化する現象が生じやすい．このLTPやLTDは，もともと海馬や小脳での神経細胞での記憶・学習メカニズムに関係する現象であるといわれている[20]．

この現象は神経の可塑性に基づく疼痛，つまり神経細胞レベルでの形態と機能変化に基づくので，疼痛のコントロールはきわめて難しい．これが消失するには時間がかかり，ちょうど徐々に記憶が薄れるようにして忘れるようになる．この痛みの興奮性は長期に保持されるので「痛みの記憶」という言葉も生まれている[21]．

ここでは痛みを中心に扱っているが，痛みだけではなく身体の違和感に対しても，記憶している部位が痛み中枢ではなく体性感覚の中枢に生じた記憶であれば，異体感症として症状が生じる．歯科であれば咬合違和感として症状が発現することがある．

従来，筋骨格系の痛みは原因のはっきりした侵害受容性の痛み，神経因性疼痛および精神疾患による痛みに分けられていたが，つい最近になって「精神疾患による痛み」が図23のように侵害可塑性疼痛という中枢性感作による痛みと分類されるようになった[22]．

3）中枢性感作への対応

このようにやっかいな中枢性感作であるが，治療には何かしらの対応が必要になる．

（1）中枢性感作の予防

予防法は単純で，患者を痛い目にあわせなければよいというのが大原則である．しかし，臨床は単純ではなく，手術その他で痛みのコントロールが十分に奏功しないことがある．このような場合には，末梢性感作をへて中枢性感作が生じる可能性がある．

手術が行われることが予定されている場合には，先取り鎮痛と呼ばれる手法をとる．つまり，前投薬として鎮痛薬を服用させ，十分に局所麻酔を効かせ，麻酔の効果が切れそうになったらすぐに鎮痛薬を服用し，痛みを我慢することなく数回の鎮痛薬を服用してもらう．この処置によって二次ニューロンの興奮性を極力抑える．外科のみならず，

第2章 顎関節部の解剖学と機能解剖学

歯髄処置や歯の形成などにおいても患者に我慢させることなく十分に麻酔を効かせて処置することで，術後の不快症状を抑えることができる．

咬合違和感の予防には，補綴物の装着時には患者の閉口時の違和感が生じないように注意して調整を行うことが必要であるが，過度の調整は患者の咬合に対する感覚を過敏にするので，避けるべきである．また，咬合に対する感覚は，噛みしめる習慣のある患者は敏感なので，補綴物装着後には噛みしめないように注意すると，しだいに新しい補綴物に馴染んでくることがほとんどである．

（2）中枢性感作に陥った疼痛や体感異常に対する処置

この状態のコントロールは基本的にかなり難しいが，いくつかの対処法が考案され実施されている[23]．脳の神経可塑性によって生じた症状なので，塑性変形して機能が萎縮変化した組織の機能を元に戻すことは，困難を極める．しかし，いろいろな試みがなされていて，ときには成功している方法があるが，その多くはいまだに実験的な領域を出ないものが多い．

治療法はセルフケア，薬物療法，心理療法および理学療法がある．そのどれも単独では十分な効果を期待できないので，いくつかの治療法を併用することが行われている．特に歯科で取り入れやすい治療法を中心に述べる．

①セルフケア

有酸素運動は脳内にさまざまな物質を生み出し，送り込む．これらの物質は脳の働きを高め，萎縮したシナプスや樹状突起を回復させる．ときには脳細胞を増やすことも報告されており，最も安全で最も効果的な治療方法である．最も効率的な有酸素運動のレシピは一定しないが，エアロビクスやエアロバイク，ジョギングが中枢性感作によって生じた慢性痛や違和感を減少させることは，誰しも認めるところである．

筆者の症例では，少しの体動で節々の痛みを訴えていた年配女性が自転車による有酸素運動を丹念に行うことで，トラブルに強くなり，少しのことでは動じないと笑顔を見せて体調の改善を報告してくれている．また，咬合違和感と強度の顔面痛を訴え，うつと診断されて長期にわたって休職していた症例が，有酸素運動と筆者の理学療法を含めた歯科的治療によって復職し，歯科的にも苦痛が大きく改善している．この症例は歯科処置だけでは改善することは望めなかった．

また，慢性痛ハンドブックや慢性痛ガイドラインで推奨されており，中枢性感作によって生じる線維筋痛症の各種の文献でも，エビデンスレベルⅠ，推奨度Aである．

②薬物療法

・アミトリプチリン

中枢性感作による疼痛，違和感に対する第一選択薬であり，各種文献，ガイドラインにおいては有酸素運動と同様にエビデンスレベルⅠ，推奨度Aである．しかし，基本的に三環系の抗うつ薬なので，口渇，便秘などの副作用があり，患者が自発的に服薬を中止してしまうことが多い．

・ケタミン点滴静注

　ケタミンは本来は全身麻酔薬であるが，この薬に対する薬物依存に陥る患者が多いために，現在は麻薬扱いとなっている．この薬の効果はNMDA受容器の阻止薬としての働きである．線維筋痛症の症例に対して麻酔科医に依頼しケタミンの静脈注射を5回繰り返したところ，全身の痛みが消失し，通常の生活が送れるようになった（**症例1**）．

症例1

患者：初診時23歳，男性（1-1～1-6）
主訴：大開口時，左側でガクッとする．ときどき開口しにくい
既往歴：鼻炎．ほかに気づくことはない
現病歴：初診の8年前，弟が背中に乗ってからこの症状が出た．近医にてスプリント療法を受けたが，効果がなかった．また，カイロプラクティックで検査と治療を受けたが，効果がなかった
現症：

　関節雑音；左右顎関節部でクリック

　顎関節部自発痛；なし

　圧痛；右側咬筋，左側側頭筋，左側内側翼突筋，左右側胸鎖乳突筋

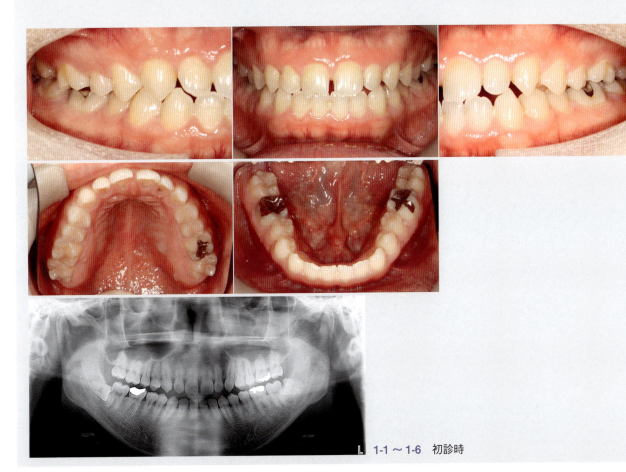

1-1～1-6　初診時

下顎運動；左右の下顎頭運動に時間差がある

噛みしめ癖；なし

就寝時；仰向け寝

身体表現性アンケートチャート（**1-7**）；かなり身体にこだわりがある様子

診断：① 左右側復位を伴う関節円板前方転位，② 身体表現性障害

治療：病状解説，セルフケアの促し，リポジショニング・アプライアンスの装着

経過：

・顎関節症状は順調に改善し，約1年後には関節症状は消失したが，開咬が生じた

・同時に，以前からあった頭痛に自覚症状の中心が移ってきたので，患者の真の訴えを聞き出したところ，実は背中から頭まで痛かったとのことで，初期はいつものことなので気づいていなかったとのことであった

・あらためて疼痛箇所や睡眠などをうかがったところ，線維筋痛症の可能性を考えた．もともと確定診断はできない疾患なので，頭痛を中心とした身体各所の痛みから判断して，線維筋痛症の可能性を考えた

・対策としてケタミンの持続的静脈注射を麻酔科医に依頼して行った．3～4週間に1度，5回にわたって注射し，はじめのVAS値（Visual Analog Scale）が8だったものが最後のケタミン静注が終了してからはゼロになった．患者によると「体がすごく楽になった」ということであった

	はい（今も続いている）	はい（今はない）	いいえ
1. 頭痛	1	②	3
2. 心臓がドキドキする感じ	1	2	③
3. 胃のあたりが落ち着かない感じ，動く感じ，不快感	①	2	3
4. 胃やおなかの張り，ガスがたまりすぎ	①	2	3
5. 背中の痛み	①	2	3
6. めまい	①	2	3
7. 頭が重い感じ，または軽い感じ	1	2	3
8. 口の渇き	①	2	3
9. いつも疲れている	1	②	3
10. 腕または脚の痛み	1	②	3
11. よく眠れない	1	②	3
12. 不快なしびれ感や，びりびりした感じ	①	2	3
13. その他（すぐ下をみて下さい）	1	2	③

1-7　初診時の身体表現性障害チャート

・**メマンチン**

前項のケタミンと同様に，NMDA受容体に阻止薬として働き，アルツハイマー型の認知症に対して使用が認められている．口腔顔面痛をはじめとして疼痛に関わる多くの学会が作った慢性疼痛治療ガイドライン[23]では，エビデンスレベルIで積極的に薦めるとなっている．慢性痛に対して本剤を用いるのは適応外使用となるので，注意が必要である

・抗けいれん薬（ガバペンチン）

神経損傷に起因する慢性痛に対して有効といわれているが，中枢性感作に対しては試みに投与している段階である．

③心理療法

心理療法は中枢性感作に基づく痛みや違和感に対して有効である．特に認知行動療法とマインドフルネスの有効性に対しては，疼痛に関わる学会で推奨されている．

・認知行動療法

患者の誤った認知様式を，何らかの体験を通じて正しい認知様式にする．基本的には心理学者やカウンセラーが行うことであるが，歯科医師も無意識に患者の認知の歪みに気がついて，病状解説と生活様式の指導という形で行っていて，それなりの効果を示している．しかし，中枢性感作によって生じた苦痛に対しては，カウンセリングの訓練を受けた術者が行う認知行動療法を必要とする．

・マインドフルネス

仏教用語の瞑想から始まっているが，医療で用いるときには体感に関するこだわりを薄める働きがあるようである．スタンフォード大学のマクゴナガルがDVDなども使って広めている．

④理学療法

中枢性感作による体の違和感に対しては可逆的な処置が望まれるが，理学療法は最適である．エビデンスのある理学療法はLLLT（Low Level Laser Therapy：低出力レーザー治療）である．

LLLTのなかでもLumix2®は有効である．線維筋痛症のような症例では星状神経節に対する照射が有効であるが，確実性に乏しい．最近Momenzadehらは静脈内に低出力のレーザー光をカテーテルを経て照射する技法を開発した．そのデータでは，線維筋痛症の管理に対して有効であるということであるが，まだ文献が不足している[24]．Lumix2®の開発者であるNelsonによると，この静脈照射を行うには鎖骨下静脈に数分間照射すれば十分であるということである（図24）．

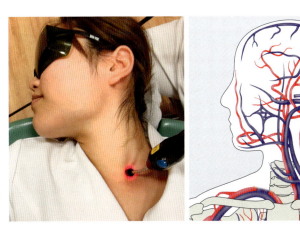

図24　鎖骨下静脈へのレーザー照射

文献

1） 城戸瑞穂．顎関節の構造．脇田　稔ほか編．口腔組織・発生学　第2版．医歯薬出版，2015；238-245.

2） 井出吉信，中沢勝宏．顎関節機能解剖図譜．クインテッセンス出版，1990.

3） 井出吉信，阿部伸一．日本人外側翼突筋の走行及び付着様式について．歯基礎医誌．1991；33：206.

4） 木野孔司．円板後部結合組織．上村修二郎ほか編．日本歯科評論別冊／顎関節小事典．ヒョーロンパブリッシャーズ，1990；28-31.

5） Pinto OF. A new structure related to the temporomandibular joint and middle ear. J Prosthet Dent. 1962; 12: 95-103.

6） Coleman RD. Temporomandibular joint: relation of the retrodiskal zone to Meckel's cartilage and lateral pterygoid muscle. J Dent Res. 1970; 49(3): 626-630.

7） 大村欣章．顎関節外側壁の線維構成に関する組織学的考察．口病誌．1984；51：465-492.

8） 田口　望．顎関節の解剖－関節軟骨－．上村修二郎ほか編．日本歯科評論別冊／顎関節小事典．ヒョーロンパブリッシャーズ，1990；18-23.

9） 福島俊士．個人的教示.

10） 上條雍彦．口腔解剖学　2　筋学．アナトーム社，1967；268.

11） 岩田卓延．日本人深頭筋の解剖学的研究(1)．歯科学報．1959；59(9).

12） Mahan PE, et al. Superior and inferior bellies of the lateral pterygoid muscle EMG activity at basic jaw positions. J Prosthet Dent. 1983; 50: 710-718.

13） 髙野直久．外側翼突筋に関する臨床解剖学ならびに生理学的研究．歯科学報．1986；86：933-969.

14） Hannam AG. The biological principles which govern occlusion of the teeth and their application to clinical dentistry. The Quintessence. 1988; 7(4): 593-612.

15） 窪木拓男．顎関節部負荷ならびに顎関節構造の対負荷特性に関する生物力学的研究　第3報　実験的顎関節部負荷が顎関節構造に及ぼす影響．岡山歯学会雑誌．1990；9(1)：219-227.

16） Hatcher D, et al. Development of mechanical mathematical models to study temporomandibular joint loading. J Prosth dent. 1986; 55: 377-384.

17） Janal MN, et al. Thermal temporal summation and decay of after-sensations in temporomandibular myofascial pain patients with and without comorbid fibromyalgia. J Pain Res. 2016; 9: 641-652.

18） Chichorro JG, et al. Mechanisms of craniofacial pain. Cephalalgia. 2017; 37(7): 613-626.

19） Janal MN, et al. Thermal temporal summation and decay of after-sensations in temporomandibular myofascial pain patients with and without comorbid fibromyalgia. J Pain Res. 2016; 9: 641-652.

20） Kandel ER, ほか．金澤一郎，宮下保司監修．カンデル神経科学　第5版．メディカル・サイエンス・インターナショナル社，2016.

21） 半場道子．痛みの管理への新しい視点　C-fos発現と痛みの早期治療の重要性．the Quintessence．1999；18(9)：1803-1817.

22） Kosek E, et al. Nociplastic pain - the third mechanistic descriptor: background, clinical applications and scientific fundaments. IASP Pain Education Resource Center, 2018 (https://www.pathlms.com/iasp/courses/11268).

23） 作成ワーキンググループ編集．慢性疼痛治療ガイドライン．真興交易株式会社出版部，2018.

24） Momenzadeh S, et al. The intravenous laser blood irradiation in chronic pain and fibromyalgia. J Lasers Med Sci. 2015; 6(1): 6-9.

● 基礎編

第3章　顎機能について知っておくべきこと

顎関節症に関わる咬合の概念の整理

　以前，ナソロジーが盛んであった時期は，顎関節症の原因は咬合異常であると考え，スプリント療法の後に全顎の補綴治療を行っている歯科医師もいた．しかし現在ではこの考えは否定されている．第1章で述べた通り，顎関節症が複合疾患であることがわかった今は，むしろ顎関節症について語るうえで咬合について話題にすることすらなくなってきている．しかし，筆者は顎関節症と咬合はいまだに密接な関係があると思っており，スプリント療法を行ううえでも大切な要素である考えている．

　しかも，顎関節症の患者のなかには咬合違和感を訴えたり，下顎位に対して非常に敏感な方もいる．そこで，顎関節症に関わる咬合についてまとめておきたい．

下顎位

　歯科臨床において，下顎位に影響を与えない処置や下顎位の影響を受けない処置は少ない．たとえば，開口位も側方咬合位も下顎位であるが，一般的には閉口位が下顎位であると考えられている．今回は補綴物を作ったり咬合の評価をする立場から下顎位を考えるが，特に解剖学の視点で評価してみたい．

1）下顎位の種類

　下顎位には一般的には最大咬頭嵌合位（中心咬合位），タッピング位，ゴシックアーチのアペックス，マイオセントリック，顆頭安定位および中心位などが考えられているが，その他にも多くの臨床家によって独自の理想的な下顎位が考え出されている．

（1）最大咬頭嵌合位（中心咬合位）

　上下顎の歯列が安定的に嵌合した状態であり，歯列だけの問題なので顎関節構造とは無縁である．したがって，ここで論じる下顎位とは関係がないが，この下顎位が生体の構造と機能的に適合していれば，関節構造に負荷をかけない（**図1**）．咬頭嵌合位が生体の構造とミスマッチしていて，噛みしめなど生体の耐性を越えるような負荷が加わるようなときには，関節構造を破壊する（**図2**）．

（2）タッピング位

　咬合平面を水平にして1秒間に3回の早さでカチカチとタッピングさせたときの下顎位である．村上ら[1]によると再現性が高い下顎位であるとのことである．筋肉の記憶に

第3章　顎機能について知っておくべきこと

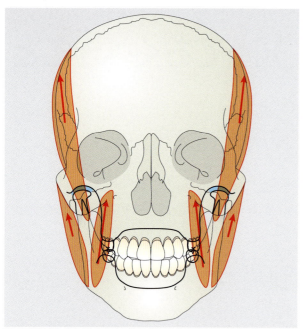

図1　咬頭嵌合位が生体の構造と機能的に適合している場合は顎関節の負荷がない

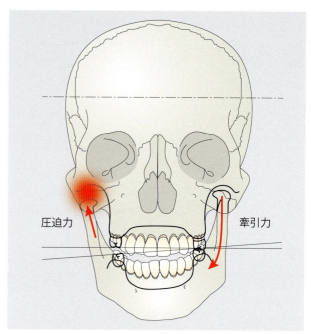

図2　咬頭嵌合位が生体の構造とミスマッチの場合
　生体の耐性を超える負荷が加わると，関節構造を破壊する

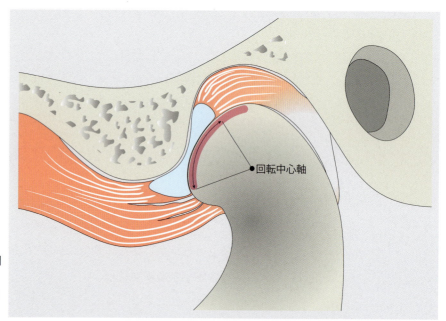

図3　タッピング位における顎関節の状態
　下関節腔のみが機能している（●）

よる下顎偏心咬合，つまり噛み癖を防ぎ，正しいかもしれない下顎位を得ようというものである．この下顎位もまた関節構造とはほとんど関係ないが，あえて関連づけるとすれば早いタッピングは開口量が非常に少ないので下関節腔のみが機能しており（図3），閉口筋全体のベクトル方向に閉じていくのだろう．そして下顎位に影響を与える下顎頭・関節円板複合体は，重力や付着する筋の働きで微妙に位置が変化する．

38

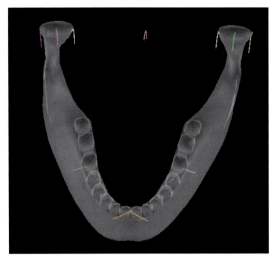

図4 トライメット®による下顎運動の記録
ジグを装着して左右側方運動させた．下顎切歯点ではきれいなゴシックアーチが描けている

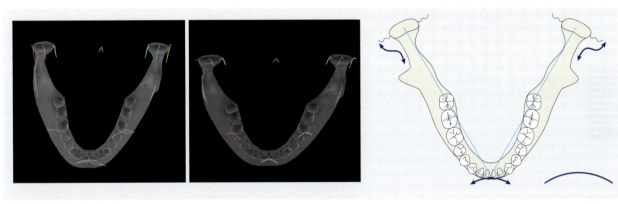

図5 靱帯や関節包に緩みのある状態でのアペックスは不明瞭である

(3) ゴシックアーチのアペックス

　口内描記法と口外描記法がある．どちらの方法もジグなどで咬合を上げて歯などの干渉がない状態で記録する．記録法は下顎をやや後方に押しながら記録紙または記録用材料にピンで下顎運動を記録する．すると，図4のようにV字型の軌跡が記録されるので，その先端に下顎があるところを適切な下顎位として咬合採得する．多くの場合，総義歯の咬合採得に用いられる．

　では，V字型の頂点すなわちアペックスを解剖学的に再評価してみよう．アペックスに下顎頭があるときの状態は外側靱帯前方部分の緊張がある状態で，関節円板や関節結節などの組織との関係は考慮されていない．ゴシックアーチで表現されるのは下顎頭と外側靱帯の緊張状態と下顎頭・関節円板複合体の緊張状態だけである．したがって，下顎位を機能解剖学的に議論することはできない．また，下顎頭を支える靱帯や関節包に緩みがある例だと，アペックスは存在せず円弧のようなとらえどころのない形状になる（図5）．

　いわゆる下顎の最後退位に近いので，後に述べる中心位の以前の解釈に近いのかもしれない．

第3章 顎機能について知っておくべきこと

（4）マイオセントリック

かなり以前に流行した下顎位で，Jankelson[2]によって提唱された顎位である．マイオモニターというTENS（低周波治療器）のような電気刺激装置のパルスで咀嚼筋などを刺激して，間欠的に咬筋や表情筋を収縮させ，咬合採得する方法である．再現性がないが患者の楽な位置ではないかとのことで一時期流行したが，最近は関連文献を見ることはない．

この下顎位はタッピングによる下顎位と同様に，解剖学的にはあまり意味がない．この方法で得られた下顎位は，生理学的には何か根拠があるのかもしれないが，解剖学的に下顎頭が下顎窩のどこに位置するかを考える要素がない．

（5）顆頭安定位

大石[3]により考え出された下顎位．新鮮死体の顎関節部のみを取り出し，下顎頭を色々動かしても元の下顎頭の位置に戻ることを確認し，その位置が咬頭嵌合位と一致していたということである．咬頭嵌合位については先に述べたとおりであるが，この顆頭安定位は生物学的に正しく思える．しかし，筆者には以下の問題点が見える．

・提供されたご遺体が，生前に何の顎関節障害も経験していなかったか不明である
・関節包は切り開いてないので，下顎窩と下顎頭の位置関係は確認できていない．とはいうものの，関節包を切り開けば重要な組織を取り除くことになるのでそれはできない
・この現象は引っ張られた組織がその弾力性で元に戻ったにすぎないのではないか，つまり，そういう現象があったというだけで，臨床的に与えるべき下顎位とは関係がないのではないかと思える
・臨床的にこの位置を探ることは不可能である．この実験は顎関節部のみを取り出しているので成り立っているが，生体ではさまざまな組織が付着しているので，再現性高く下顎頭の位置を決定することは不可能である．また，変形性顎関節症のように変形した顎関節ではますます再現性がない
・臨床応用ができない．咬頭嵌合位に問題があるとわかっているときに，どうやって顆頭安定位と咬頭嵌合位のズレを知るのか

（6）中心位

ナソロジーによる治療を行う歯科医師によって考え出された概念である．この位置と概念は少しずつ変化していて，現在のアメリカ補綴学会による用語集第9版[4]では「歯牙接触の影響を受けない，上顎と下顎の位置関係で下顎頭は関節結節の後壁に対して嵌合していて，この位置では下顎は純粋に回転運動を行う．この牽引力を受けない生理学的な上下顎の位置的関係から，患者は垂直的，側方的あるいは前方突出運動をすることができる．これは臨床的にはきわめて実用的で再現性のある基準位である（筆者訳）」と述べており，筆者の概念に全く一致するものである．

2) 中心位の概念の変遷

「中心位」の用語が生まれた背景には，咬合器の開発がある．高精度に咬合器を使用するには顆頭球の運動領域と運動経路を精密に生体に近づける必要があった．そのときに再現性が高い位置として，下顎を限界まで後上方に押しつけて小さい開閉口運動をさせると，外部の記録装置では下顎は完全な回転運動をすると考えて，この位置は生涯不変の位置であるとして生体にタトゥーして記録していた．この下顎位は筆者が顎関節臨床において最も問題を生じやすい下顎位と考えていて，この下顎位から下顎頭を前下方に誘導するだけで各種症状が改善したという実績がある．

解剖学的に評価すると，正常顎関節でも下顎頭が下顎窩の後上方に位置するので，閉口するたびに血管神経の豊富な関節円板後部組織を圧迫することになるので，何らかの病変を惹起することは明らかである（図6）．次いで下顎頭を最後退位で記録していた．この時代はしばらく続いていたが，解剖学的見地から考えれば関節円板後部組織を圧迫

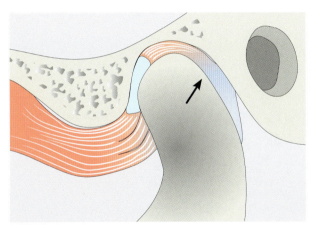

図6 昔の中心位での顎関節の状態
下顎頭が下顎窩の後上方に位置するため，関節円板後部組織を圧迫している

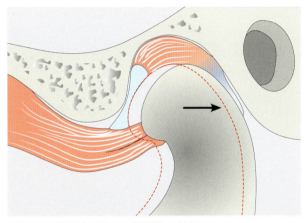

図7 下顎頭後退位での顎関節の状態
関節円板後部組織を圧迫している

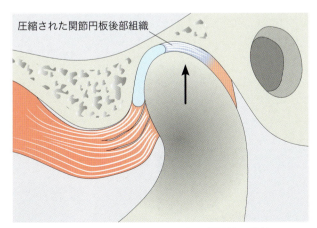

図8 下顎頭を最上方位にした場合の顎関節の状態

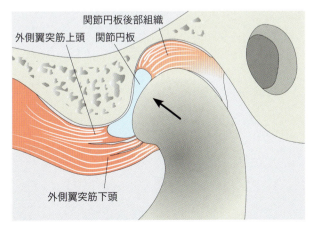

図9 下顎頭を関節結節に接触させた顎関節の状態（現在の中心位）
すべての組織に不自然な力が加わっていない

するという事象は変わらず，生体に受け入れられるはずはない（図7）．その後，下顎頭を最上方位にて誘導記録するという概念が生じたが，まだ後方よりもましである．しかし，関節円板の構造から考えて安定した下顎位とは考えにくい（図8）．

そしてついに新しく，下顎頭を関節円板の薄い部分である中間部を介して関節結節に接触させるという概念が生まれた（図9）．しかし，前出の最新の用語集における中心位の概念には関節円板については記載されていないが，解剖学的にも生体力学的にも安定していて実用的である．ただし，従来の精密な咬合器に付着する際の，顆頭球の回転軸の位置と下顎頭の回転軸の位置を一致させるというコンセプトは成立しない．

3）顎関節症治療における中心位

顎関節症患者を観察すると，筆者が誘導した中心位の歯牙接触位と咬頭嵌合位にズレがあり，中心位誘導時の歯牙接触位から下顎が咬頭嵌合位に向かって滑り込んでいく症例がある．たいていは滑り込んでいく方向の顎関節部に疼痛があることが多い．

（1）空口時噛みしめ

こういった噛みしめは精神的緊張状態に陥ったときに誰でも行う動作なので，空口時噛みしめでの閉口位は生体に負荷をかけないような状態である必要がある．

咬頭嵌合位と中心位における閉口位が一致している場合は，空口時噛みしめに際して下顎頭と関節結節の間に力学的な負荷は生じないが（図1），咬頭嵌合位と中心位における閉口位が不一致の場合には，空口時噛みしめを行うたびに何らかの負荷が関節に加わっている（図10）．この負荷が生体に悪影響を与えるか否かは，負荷の大きさと加わっている時間の持続性による．

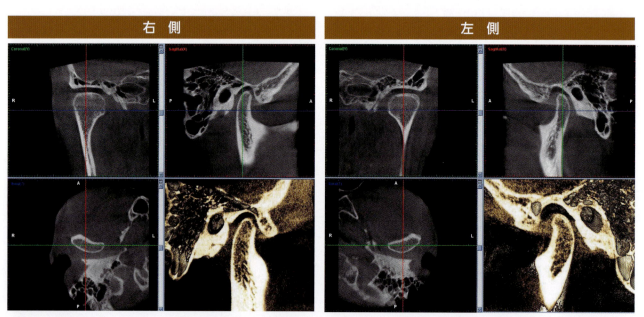

図10 咬頭嵌合位と中心位が一致しない症例で空口時噛みしめを行うと，下顎窩内で下顎頭の位置が不都合な場合が多い．本例のCBCTでは，右側に比べて左側下顎頭が後方に位置しており，顎関節症状を呈している

（2）中心位と咀嚼運動

咀嚼運動中に作業側下顎頭は中心位を通る．この現象はGibbs[5]の研究でも筆者のもつデータでも同じである．下顎頭が中心位にあるときに咬合干渉があると，歯か顎関節の両方に負荷が加わる．非作業側の下顎頭に咬合干渉があると，それを避けるような運動経路をたどることになり，食べにくいという印象が生じる．

（3）この中心位の問題点

どのようにして下顎頭を中心位に誘導するか，そして咬合採得した状態が中心位であることをどうやって確認するか，という方法論が確立していない．この方法論については第14章で述べたい．

誘導路と咬合干渉

犬歯誘導路や前歯部誘導路と呼ばれている上顎前歯部または犬歯，小臼歯部の斜面で，下顎閉口位から下顎が前方または側方運動に上顎歯牙接触斜面によって誘導される．そのときに下顎はそのぶんだけ開咬するので，誘導路以外では上下の歯が接触しない．ただし，前方運動時には前歯部が誘導路でないと臼歯部が衝突して干渉をしてしまう．

1）側方運動時

誘導路は犬歯であったり小臼歯であったりするが，ナソロジーでは犬歯誘導が必須という立場をとる．現実的には不可能であることがほとんどである．

顎関節症の症例では，側方運動時に上顎前歯を誘導面として下顎前歯が滑走するときに下顎全体に後方ベクトルが働くので，作業側下顎頭が後方に押されて疼痛の原因となることが多い．したがって，側方運動時には前歯部を誘導路とするのは好ましくない．犬歯誘導であっても上顎犬歯の遠心斜面を誘導路とすると同様の現象が生じるので，誘導面を調整する必要がある．

2）前方運動時

上下顎前歯部同士が接触するが，もし上下顎の前歯が大きく離れていたら誘導路を設定できない．顎関節症の症例では，このような例が多く，そのときには無理に前方誘導路を設定する必要はない．たいていの患者は下顎を前方に移動させる習慣がないからである．

もし，下顎を前方に移動させた場合に下顎第二大臼歯や下顎智歯が上顎臼歯に干渉するようであれば，干渉側の顎関節の牽引力，反体側の顎関節に圧迫力が加わり顎関節症の原因になるので，これは避けるべきである．

3）よくないと言われている咬合干渉

下顎の側方運動時に設定した誘導路以外の歯牙接触があり，運動側とは反対の平衡側

で歯牙の接触であれば，干渉側の下顎頭に牽引力，作業側下顎頭に圧迫力が働くため，これは避けるべきであろう．持続すると円板転位や関節痛の原因になる．

さらにアングルの分類Ⅱ級2類の症例に多いのだが，上下顎前歯部の被蓋が緊密で側方運動の誘導面が上顎前歯舌側面であり，誘導される面が下顎前歯部唇側面である場合に，作業側下顎頭に後方ベクトルが生じる（図11）．その結果，作業側に関節円板前方転位や疼痛が生じる．

4）誘導路（主に犬歯誘導）の角度

Lee によると犬歯はなるべく急峻で長い誘導路がよいと述べた（筆者との個人的なディスカッション）が，顎関節症の患者の場合には，なるべく緩い角度の誘導路がよい．理由は，顎関節症患者では下顎頭を支える靱帯が緩んでいる症例が多く，急峻な誘導路では誘導路上で上下の歯が接触している点が回転中心となって関節が揺すられることがあり，咬合干渉の原因となるからである．なるべく緩い角度の誘導路を設定するべきである．すると干渉を避けるために臼歯部の咬合面も平坦になるが，やむをえないだろう．

現実的には後に述べる変形性顎関節症の例などでは，関節結節が吸収変形するので図12のように顆路角が水平に近くなる．顆路角が水平に近くなれば，咬合干渉を避けた

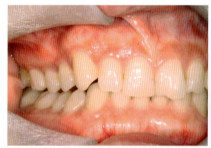
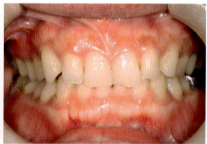
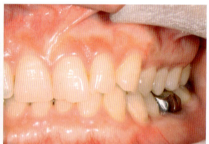

図11　咬合干渉をもつⅡ級2類の口腔内

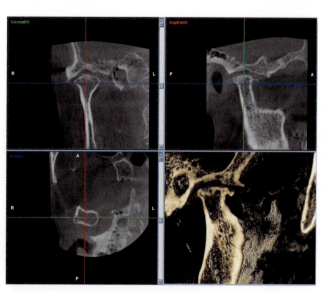

図12　変形性顎関節症による関節結節の吸収変形

咬合面を作ることは難しくなる.

あまり知られていないが，顎関節症患者に限らず装置で測った顆路は，計測時に装着しているジグ平面の影響を受けた運動経路である．誘導路があるときの顆路はまた誘導路の形や斜面の影響を受けているので，咬合干渉を避けるべく急峻な誘導路をつける必要がない.

以前に筆者が教わった咬合理論では，ジグを装着した状態でのパントグラフで得られた顆路で，その角度を咬合器に記録設定することが調節性咬合器の機能であった．しかし，下顎頭の運動経路は歯牙による誘導路形態の影響を受けるので，実は意味のない調整を行ってきたのかもしれない.

さらに誘導路が急峻であっても，顎関節症患者のなかには下顎頭を支える靱帯に緩みがある例や，靱帯はそのままでも下顎頭が萎縮して下顎窩の中で下顎頭がつり下げられている状態の例などでは，誘導路とは関係なく臼歯部の咬合干渉がある.

咀嚼運動

顎関節症患者の咀嚼運動は，下顎頭の運動域が制限されたり咬合がきちんと噛みあっていなかったりすることが多いので，教科書に見られるような涙滴型の運動経路はできないことが多い．筆者は「食べられるところで食べればよい」と説明している.

限界運動（ポッセルトフィギュア）

ポッセルトフィギュアにおいて，中心位から後方限界開口をすると一定のポイント（ヒンジポイント，H）までは円弧に近い運動路を描くと言われている．中心位の定義で述べたことである．これは**図13**のように下関節腔を形成する靱帯に前後的にゆとりがあるために生じることである．後方限界運動で靱帯のゆとりがなくなる時点がヒンジポイントと言われているところである．しかし，顎関節症患者においてはこのあたりの組織に損傷を受けていることが多く，関節円板転位やときには下関節腔が癒着しているなど正常ではないので，この考え方はそのまま適用することは難しい.

ちなみにポッセルトフィギュアは左右の顎関節部限界運動路を前方に置いて描いたにすぎないので，よく考えると特別な意味合いがあるようには思えない.

ただし，顎関節症患者の側方運動を計測すると，作業側下顎頭が後上方や外側に大きく運動することが筆者のもつデータでわかっている．わかりやすく言うと，顎関節部のがたつきが大きいので，干渉のない咬合を作ることはきわめて難しいことが多い.

第 3 章　顎機能について知っておくべきこと

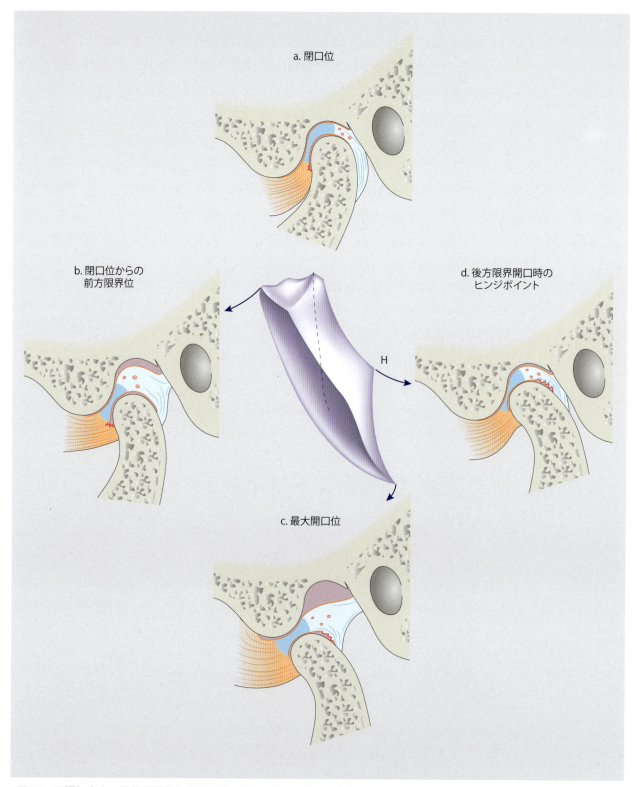

図13 下顎切歯点の限界運動路矢状面図形．関節円板に付着する靱帯に注目してほしい
a：咬合嵌合位または歯牙接触のある後方限界点
b：最前方位では下顎頭と関節円板の靱帯の後方部における下顎頭と関節円板の位置関係は変わらない
c：最大開口位では下顎頭前方位にある靱帯のゆとりがなくなっている．
d：最も特徴的な下顎位．下関節腔では下顎頭と関節円板の支持靱帯が前方でたるみがなく，下関節腔での回転運動ができなくなっている．これが変曲点 H（ヒンジポイント）が生じる理由である

滑走運動と顆路の関係

筆者のもつ 3 次元下顎運動計測システムのデータを，自作のソフトウエアで CG にした図で示す．

1）正常例

（1）開閉口運動

・前方観：運動路は開閉口路だが同じ経路をたどらないが，スムーズな円弧を描く（**図 14a**）

・斜め側方観：左右の下顎頭は長さや角度が異なるものの，滑らかな円弧を描く（**図 14b**）

（2）下顎の前後運動

・切歯点と臼歯部はジグに沿ってフラットな軌跡

・左側上方観：左右の下顎頭はジグとエミネンシアに沿って円弧状だが左右で異なる（**図 15**）

（3）下顎の側方運動

＜ジグ装着時＞

・上方観：下顎切歯点と臼歯はアペックスのはっきりしたゴシックアーチを描いている．左右の下顎頭の拡大で見ると，作業側運動経路では左側下顎頭中心部はほぼ回転運動を行い，外側にいくほど後方移動をしている．右側では後方運動要素はなくゴシックアーチの延長として，外側へわずかに移動している（**図 16a**）

・斜め上方観：切歯点と臼歯はゴシックアーチを描いている．左右下顎頭の運動経路は前方運動のときと異なって，エミネンシアに沿った形ではなく直線状になっている（**図 16b**）

・前方観：歯牙ではジグの誘導でフラット．作業側下顎頭では右側はわずかに外側へ移動している．左側では運動量が少ないが最外側ではわずかに上方偏位している

左右の下顎頭は異なる運動経路をたどり，関節包（または靱帯）の緩み具合や下顎窩，関節結節後壁の形状に影響を受けている．また，ジグそのものの形状の影響を受けていることがわかる（**図 17**）．

＜犬歯誘導時＞

・上方観：切歯点や臼歯はゴシックアーチを描くが，アペックスがジグのときほどはっきりせず，わずかだが円弧を描く．拡大画像を観察すると，作業側への側方運動時にジグ装着時と異なって犬歯誘導路の影響を受けて前側方運動をしている．特に左側では後方移動を行っていない（**図 18a**）

・斜め上方観：歯牙では犬歯誘導路を描いている

・前方観：歯牙では犬歯誘導路を通った軌跡である．顎関節部では作業側運動時には犬歯誘導の影響でサイドシフト時に下方運動をしている（**図 18b，c**）

第3章　顎機能について知っておくべきこと

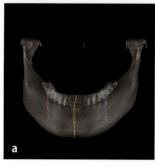
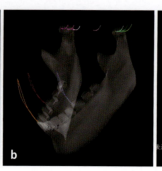

図14　正常例の開閉口運動
a：前方観，b：斜め側方観

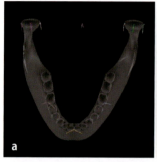

図15　正常例の前後運動

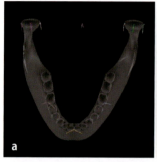
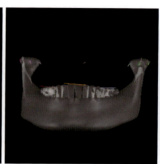
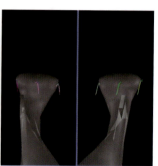

図16　正常例の下顎側方運動（ジグ装着時）
a：上方観，b：斜め上方観

図17　正常例の下顎側方運動（ジグ装着時）の下顎頭の運動経路

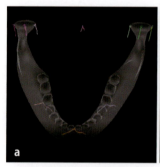
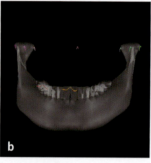
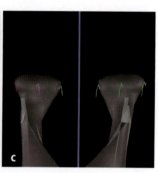

図18　正常例の下顎側方運動（犬歯誘導時）
a：上方観，b，c：前方観

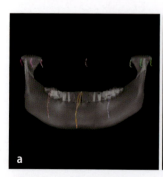
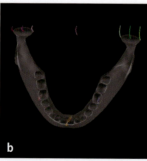
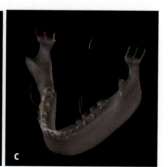

図19　右側顎関節部慢性クローズドロック例の開閉口運動
a：前方観，b：上方観，c：斜め側方観

2) 異常例

　臨床に即して，開閉口運動と歯の誘導時の側方運動について解説する．異常例のバリエーションは無数にあると思われるので，ここでは右側の顎関節部慢性クローズドロック（非復位性関節円板転位）の症例と，下顎頭萎縮例について述べる．

(1) 右側顎関節部慢性クローズドロック例

＜開閉口運動＞

・前方観：開口距離は十分であるが，開口運動軌跡は全般的に右側にシフトしている（**図19a**）

・上方観：右側下顎頭の前方運動距離が左側に比べて小さい．右側下顎頭はまっすぐ前方に向かわずに内側に偏位していて，左側下顎頭はその影響でやや外側に偏位している（**図19b**）

・斜め側方観：正常な左側下顎頭はやや幅はあるものの回転を伴って前下方に移動しているが，ロックのある右側下顎頭は開口時に前下内方に移動している（**図19c**）

　ロックのある右側顎関節部では，開口運動時には下顎頭の前方外側部に運動を妨げる障害物があり，そのために開口時に下顎頭はまっすぐ前方に進めず内方に転位する．このような運動所見は，関節円板転位の方向や位置，状況で異なるので，症例によって運動所見は異なるだろう．しかし，下顎切歯点の運動軌跡を観察しても，関節の状況を推測するのは難しい．

＜有歯顎状態での側方運動軌跡＞

・前方観：歯牙では誘導路に沿って運動し，左右顎関節部ではサイドシフト量が大きいものの運動量は大きい（**図20a**）

・上方観：歯牙ではゴシックアーチを描き，運動量は大きい．顎関節部でも外側へのサイドシフト量が大きいが十分な運動量があり，サイドシフト量以外には異常な感じはない（**図20b**）

　側方運動ではロックの影響は見られず，ほぼ正常に近い移動量を示している．開口運動と側方運動の違いは下顎頭・関節円板・関節包複合体そのものの通り道に障害物が存在するか否かなので，側方運動では障害物は存在せず，開口運動では右側外側に障害物が存在するということなのだろう．

　慢性クローズドロックの状況は症例ごとに異なるので，症例ごとに運動も異なると考えるべきである．

(2) 左側下顎頭萎縮

　CBCT画像を見ると右側では下顎窩いっぱいに下顎頭が収まっており，下顎運動に際しては下顎窩と関節包によって決められた運動経路をたどると思われる．左側顎関節部では下顎窩に対して下顎頭のサイズがとても小さく，下顎窩の中を下顎頭は自由に動き回りそうである（**図21**）．

第3章　顎機能について知っておくべきこと

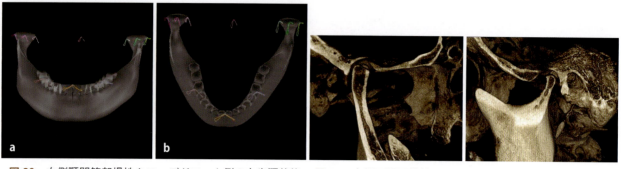

図20　右側顎関節部慢性クローズドロック例の有歯顎状態での側方運動軌跡
a：前方観，b：側方観

図21　左側下顎頭萎縮のCBCT画像

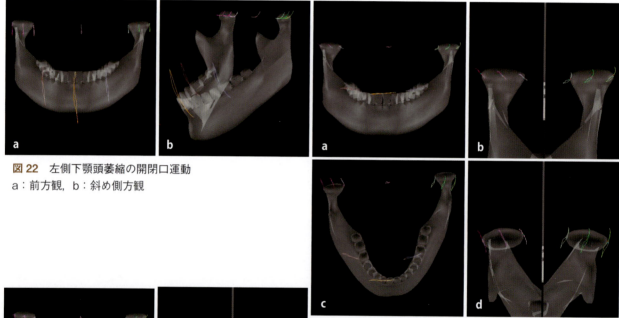

図22　左側下顎頭萎縮の開閉口運動
a：前方観，b：斜め側方観

図23　左側下顎頭萎縮のジグをつけての側方運動
a,b：前方観，c,d：上方観

図24　左側下顎頭萎縮の歯牙誘導時の側方運動
a,b：前方観，c,d：上方観

図25　誘導路の設定により通常の運動が可能

50

＜開閉口運動＞

・前方観：歯牙レベルではやや左右幅はあるものの，円滑な軌跡を描いている．左右顎関節部では関節結節のガイドに従って運動しているようである（**図22a**）

・斜め側方観：歯牙部では前後幅はあるものの円滑な開閉口運動を行っている．顎関節部では左右とも滑らかな軌跡がある．右側顎関節部のほうが運動経路が長く，上下幅が大きい．このことは前方観でも同じである．左右差はあるものの異常は見られない（**図22b**）

＜ジグをつけての側方運動＞

・前方観：歯牙ではジグの平面が表現されているが，顎関節部では左側下顎頭が外側方に大きく移動した軌跡が見られる（**図23a，b**）

・上方観：歯牙レベルで見るとジグを装着しているにもかかわらず，ゴシックアーチを描かず全く直線状な側方運動を行っているようだ．その結果，左右の顎関節部では運動経路の途中からスタートしている．しかしながら右側の運動経路は短く，通常見る運動経路と同じであるが，左側では作業側の運動経路が大きく，後外方に流れているようである．さらに，非作業側運動軌跡が往路と帰路左右にぶれており，関節のがたつきがあることが見てとれる（**図23c，d**）

この経路を観察していると，左側の下顎頭が下顎窩の中を自由に動き回っている様子がうかがえる．

＜歯牙誘導時の側方運動＞

・前方観：歯牙レベルでは歯の誘導路に従った側方運動軌跡が描かれている．左右ともに凹凸があり，誘導路が滑らかでないようだ．関節では右側はサイドシフトがわずかに大きいものの正常者と変わらないが，左側では作業側運動で上方偏位の軌跡が見られる（**図24a，b**）

・上方面観：歯牙レベルでは右側への偏位では直線状の軌跡である．左側への速度軌跡は屈曲していて誘導路が滑らかではないことを思わせる．顎関節部では右側下顎頭の軌跡は作業側運動経路ではサイドシフトが直線状でよく見る正常像であるが，非作業側運動経路は凹凸不正の誘導の影響で滑らかではない．左側では非作業側の運動経路は長さが長いものの，左右的には直線状で滑らかな誘導路に沿って移動しているように見える．しかし，作業側軌跡は後外方に移動しており，下顎頭を支える組織に緩みがあることがわかる（**図24c，d**）

・斜め側方観：上方から見ると歯牙では誘導路は凹凸不正な軌跡であり，顎関節部では左右ともに非作業側の運動経路では誘導路の影響を受けて凸凹な軌跡を描いている．作業側の経路は左側で後上方への偏位を示していることがわかる

片側の下顎頭が萎縮して小さくなった例では，小さいほうの下顎頭は下顎窩の中を自由自在に動き回るが，歯牙誘導時には誘導路の影響を大きく受けている．この観察から，下顎頭の支えが緩んだ症例でも滑らかな誘導を設定すれば通常の運動ができるということだと考えられる．誘導路が大切である（**図25**）．

第3章　顎機能について知っておくべきこと

顎関節症患者の咬合論

　以上に述べた運動軌跡で理解できると思うが，顎関節症患者の咬合を作らなければならない状況になった場合に必要な問題点は，

・治療方針の選択

・治療方法の選択

である．上記の運動軌跡でわかるように，顎関節症（咬合違和感も含む）を基本的に顎関節部の外傷ととらえた場合，顎関節部に機械的，生物学的負荷をかけないような咬合が望ましい．また，顎関節症患者はすでに顎関節部に外傷が存在することが多く，治療によってその外傷が治癒したとしてもすでに変形しているので，外傷部位の瘢痕化が進行するのに伴い，少しずつではあるが顎関節がさらに変形を続ける．特に変形性顎関節症の症例では，この傾向が強い．

　以下の2点に気をつければ，後は通常の咬合論と変わるところはない．

1) 閉口位

　顎関節症患者の閉口位は中心位が望ましいが，解剖学的に正常ではない顎関節での中心位である．基本的には正常例と同じメカニクスの考え方でよいと思う．ただし，すでに述べたように，関節構造の変化とともに閉口位もわずかではあるが変化していくことを理解すべきである．

2) 咬合様式

　基本的には犬歯誘導が望ましい．その理由は咬合を作るうえでの技工操作が楽だからである．グループドファンクションやバランスドオクルージョンにすると，側方運動時に歯を当てていく順番や角度の設定など検討すべき要素がたくさんあって，調整が難しい．

　ただし，犬歯誘導にする際には，誘導路の角度は急峻にならないようにする．その理由は，顎関節症患者の多くが関節を支える組織（多くの場合は外側靭帯）が緩んでいて，側方運動をする際に誘導路を支点にして下顎全体が揺すられるためである．また，顎関節症の患者は下顎頭が後方偏位すると，いったん治まった症状も再発しやすいので，誘導路が犬歯の遠心斜面にならないように気をつける．

文献

1) 村上義和ほか．ゴシックアーチ描記法に関する臨床的研究　第7報：顎堤吸収状態とゴシックアーチ描記路，タッピングポイントとの関係．歯学．1989；76：1284-1285.

2) Jankelson B. Myomonitor instruction manual. Myotonics, 1971.

3) 大石忠雄．下顎運動の立場からみた顎関節構造の研究．補綴誌．1967；11：197-220.

4) The grossary of prosthodontic terms. J Prosthet Dent. 2005; 94(1): 10-92.

5) Gibbs CH, Lunden HC. Advances in occlusion. cource text, 1983.

● 基礎編

第4章 病的咬合とは何か

正常咬合と異常咬合

　前章でも述べたが，ナソロジーの全盛の頃は顎関節症は咬合異常に起因すると考えられ，咬合異常＝顎関節症であり，顎関節症＝咬合異常とまでいわれていた．しかし，徐々に顎関節症と咬合異常とは直接的な因果関係がないということが解明され，咬合については無視されることが多くなってきた．この現象は，それまであまりにも咬合にこだわってきたことに対するリバウンドだと思うが，アメリカでもアメリカ口腔顔面痛学会（AAOP）を中心とするグループは，咬合を極端に否定しているように感じる．しかし，同じアメリカでも AES という咬合学会では，科学的かつ経験的に咬合と顎関節症との関係を解析している．すでに述べたように，顎関節症の因子の一つに咬合の要素があるのだから，顎関節症を考えるときに咬合を無視することはできない．

　ここで顎関節症を考えるうえでの正常咬合と異常咬合について，述べていきたい．正常咬合とは「噛みしめ」や「噛みしめながらの側方運動」を行っても顎関節部に機械的負荷をかけない咬合であり，負荷がかかる咬合は異常咬合である．ただし，この要素は噛みしめ力や生体の耐性という要素が関係するので，負荷がかかったからといってすぐに病的状態に陥るわけではない．

　逆に，全く理想的な正常咬合でも，長時間にわたって噛みしめが続けば，滑液の循環が失われ，その結果関節の癒着などが生じることもある．噛みしめることで片側の顎関節部に機械的負荷が加わるとすれば，それは異常咬合である．しかし，この異常咬合であっても噛みしめが長時間持続しなければ，顎関節痛や顎関節部の破壊が生じることはない．たとえば，身動きもしないで椅子に座っていても，短時間であれば特に問題は生じない．しかし，それが長時間にわたればお尻に痛みを生じ，ついには褥瘡を生じるであろう．顎関節症と咬合の関係はこのように単純なのである．お尻の褥瘡を治療するときには，機械的負荷を避けて血流の回復を待ち，組織の治癒を待つ．顎関節症治療においても同様に，顎関節部の機械的負荷を少なくし，組織の回復を待つのである．顎関節に直接的な機械的負荷を生じないような咬合であれば，噛みしめが起こっても生体は抵抗できるが，長期にわたることでいつかは破壊が生じる．

咬合干渉

　咬合干渉とは，下顎を側方または前方にスライドさせたときに，ガイドを期待されて

53

第4章 病的咬合とは何か

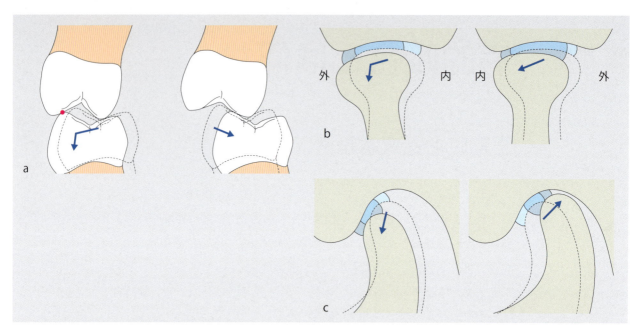

図1 作業側偏位をしたときに大臼歯部で干渉があってそこで噛みしめると，干渉に従って矢印の方向に下顎が動く（a）．その影響で作業側の下顎頭は矢印の方向，つまりいったん外方に移動して下方に偏位する．非作業側下顎頭は内方偏位する（b）．そのとき，矢状面から顎関節部を観察すると，作業側下顎頭は干渉の影響で下方偏位するが，非作業側の下顎頭は作業側臼歯の干渉部分が支点となって後上方に偏位する（c）．ここで噛みしめる習慣があると，両側の顎関節部の負担が大きい（中沢，2011[1]）

いる歯以外の歯が強く接触した状態である．

1）側方運動時の作業側干渉

　通常，下顎を側方運動させるときには上顎犬歯近心斜面または小臼歯群頬側咬頭の内斜面をガイドとすることが多い．ガイドに沿って側方運動を行うつもりが，下顎大臼歯が上顎大臼歯のどこかの面に接触滑走していると，その面が誘導面として働き，顎関節部に正常でない機械的負荷をかけることになる．この現象を作業側干渉と考え，この接触は避けたほうがよい（**図1**）．

　さらに，重要な作業側干渉としてⅡ級2類のような咬合（上顎前歯部が下顎前歯部に覆い被さるような咬合状態）では，側方運動時の誘導路は上顎前歯部と下顎前歯部で行われる．その結果，側方運動で生じる下顎前歯部の前側方への運動経路が阻害され，全く側方であるか後側方への運動経路をたどる．その結果，作業側の下顎頭は後方への偏位を強いられる．この現象は作業側下顎頭が関節円板後部組織を圧迫することになり外傷として働くので，きわめて有害である（**図2**）．

2）平衡側（均衡側）干渉

　側方運動時において，先に示した誘導路に沿った側方運動が行われた際に，平衡側の臼歯部が接触，干渉する状態である．ときには誘導路が正しい状態でないために生じることもある．この状態は，側方運動をするたびに作業側や非作業側の下顎頭に牽引力や

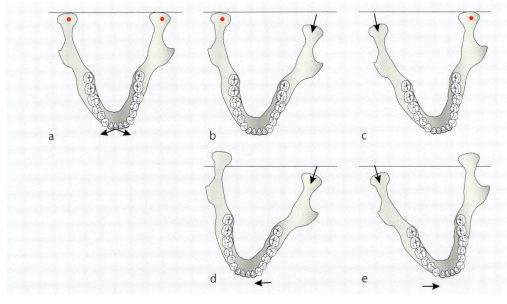

図2 下顎運動における前歯部干渉
a:咬合嵌合位, b:右側方運動, c:左側方運動, d:前歯部干渉右側方運動, e:前歯部干渉左側方運動

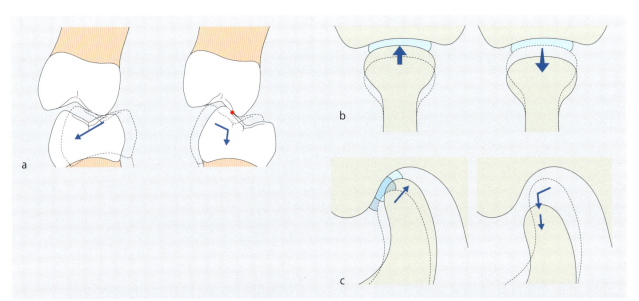

図3 非作業側偏位をしたときに大臼歯部で干渉があってそこで噛みしめると, 干渉に従って非作業側下顎頭が下方に牽引される (a). その結果, 顎関節部では非作業側下顎頭は下方に牽引され, 作業側下顎頭に上方への圧迫力が加わる (b). この現象を矢状面で観察すると, 非作業側下顎頭は前方偏位しつつ下方に牽引される (c). さらに, 作業側下顎頭は非作業側の臼歯部を支点として後上方に偏位する (中沢, 2011[1])

圧迫力を加えることになる．非作業側においては下顎頭に主に牽引力が加わり，歯にも側方応力がかかるので，さまざまな為害作用がある．特に顎関節症を診断する立場で考えると，非作業側の咬合干渉がある状態で噛みしめることで作業側の下顎頭に上方応力が生じて，顎関節症の原因となることがある（図3c）.

一般に平衡側の咬合干渉は特に悪い干渉であると言われるが, 歯ぎしりや噛みしめ習慣がなければ多少食べにくいだけで問題はない. 特に咬合干渉がある部位で噛みしめることで, 先に述べたように顎関節に過剰な機械的負荷をかけてしまうことがある（図3）.

第4章 病的咬合とは何か

咬合高径の異常

　1934年にCostenは，コステン症候群として耳痛，耳鳴，関節部痛などは低位咬合が原因で生じることがあると報告した．かなり古典的な論文であるが，これによって顎関節症は低位咬合により生じると思い込んでいる歯科医師も，いまだに存在している．

　現在の標準的なものとなっているアメリカ補綴学会の補綴用語集にも正常な咬合高径の定義は記載されていないので決定的なことは言えないが，臨床的な観点から咀嚼や発音および顔貌に障害が生じにくい咬合高径であれば，それは正常であると考えてよいと思う．それでは咬合高径の異常があれば，どういったことが生じるのであろうか．

1）低位咬合

　低位咬合であっても下顎頭の位置に問題がなければ，機能的といえる．非常な低位咬合でそのために下顎頭が後方に偏位してしまっていて，さらに噛みしめがある例では，コステン症候群のような症状を示すことが考えられる．したがって，低位咬合があってもそれを問題視するのではなく，下顎頭の位置と生活習慣に目を向けるべきである．

2）高すぎる咬合

　咬合高径が高すぎることは，間違って咬合採得をされた義歯や全顎補綴後以外には見ることは少ないが，このために生じる障害は，

　① 下顎窩から下顎頭が下方に牽引されてしまうことが多い．そのために下顎位が不安定になりやすい
　② 発音時に上下の歯が接触してカチカチと雑音が生じる
　③ 食事がしにくい

などの臨床症状を示す．ただし，咬合が高すぎることが原因で，顎関節症になりやすいということはない．

　ただし，この「咬合高径が高すぎる」ことで，顎関節症に関わる大きな問題がある．一見，咬合高径が高く見える例としては，左右側の下顎頭が吸収していて閉口時に第二大臼歯のみが接触して，そのほかの部位が開咬になっている症例である．この現象は変形性顎関節症に生じ，徐々に前歯部が開咬になる傾向がある．このように，見かけ上で咬合高径が高くなっているようであれば，下顎頭の吸収を疑うべきである．

　以上，補綴治療の結果以外で「咬合高径が高すぎる」と思われる状態になるのは，顎関節症の原因というよりは結果であることに着目してほしい．

パラファンクション

パラファンクションについてアメリカ口腔顔面痛学会（AAOP）のガイドライン第4版の用語集では「パラファンクションとは口腔顔面領域における噛みしめや歯ぎしり，爪かみ，口唇，頬粘膜を噛む癖など」ということである[2]．これらは自覚しにくいので他人に指摘されてはじめて気づいたり，歯の異常な摩耗があることで歯科医師に発見されたりする．

このような口腔領域のパラファンクションは，精神的ストレス，悲しみ，睡眠障害および薬物によって生じると言われている．特に抗うつ薬のSSRI，SNRIなどは夜間に限らず覚醒時にも歯ぎしりや噛みしめを生じさせると言われている[3,4]．顎関節症患者のなかには精神的に追い込まれてつらい状態になっている人が多い．痛みや違和感が長く続いて，それが精神的ストレスになっている人や精神的ストレスが原因で顎関節症状を呈している人がいるため，抗うつ薬の処方をされている場合も多く，注意が必要である．

しかし，このほかに考えるべきパラファンクションとして，下顎位をずらしたところで噛んでいるとか，うつぶせ寝なども気をつけるべきであろう．日本で歯科的にパラファンクションと呼ばれている事象は，噛みしめ，歯ぎしりが主である．噛みしめのなかには前述の下顎位をずらしたところで噛む癖も含まれる．

本書ではこれらのパラファンクションで寄与因子として働いていると考えられる要素のうち，歯ぎしり，噛みしめ，うつぶせ寝を選択して解説をしたい．

1）歯ぎしり

日本の多くの記述では，専門，非専門を問わず歯ぎしり（ブラキシズム）が顎関節症発症に強く関わっていると述べられている[5]．しかし，筆者はそのようには考えておらず，先のAAOPのガイドラインでも歯の摩耗が著しいような歯ぎしり患者においても顎関節症の原因になる証拠はないと述べられている[6]．

筆者は，歯ぎしりは歯の摩耗や荷重負担の原因にはなり得るが，顎関節症の発症と持続の寄与因子としては可能性が低いと思っている．その理由について以下に簡単に示す．

（1）歯ぎしりの顎関節部への影響

歯ぎしりをすることで顎関節部に機械的負荷がかかることは当然である．歯が摩耗するようなグラインディングでは顎関節部に機械的負荷はかかるものの，下顎頭が動いている間は関節円板が移動し滑液が循環するので，負荷が加わっても破壊することはない．

この観点から，顎関節症発症と歯ぎしりは関係がないといえる．しかし，咬合状態が不安定であったり非生理的な場合には顎関節部に過剰な負担がかかる可能性は否定できない．患者の耐性が低ければ発症するかもしれないが，解剖学的見地からすれば可能性は低い．

第4章　病的咬合とは何か

（2）歯ぎしりの筋肉への影響

筋肉に至っては，歯ぎしり中には収縮と弛緩を繰り返すので，筋群に対する血流は常に確保されている．その結果，疲労は生じるものの筋痛の原因である乏血性筋収縮には至らず，疼痛の原因にはなりにくい．

2）噛みしめ

次に口腔顔面領域のパラファンクションとして選択したのは，噛みしめである．Fricton によると，顎顔面領域における慢性痛の行動的寄与因子としては噛みしめの頻度が最も高いということである[7]．また，先に紹介した AAOP のガイドライン[6]でも，クレンチングの寄与因子としての可能性を示している．

筆者は顎関節症の症例の多くは噛みしめ習慣をもち，顎関節症の寄与因子としても持続因子としても深く関わっていると考えている．

（1）噛みしめの顎関節部への影響

左右側の下顎頭が中心位にあって，その咬頭嵌合位で噛みしめた場合や，下顎頭が中心位になくてもその下顎位が生体に力学的過負荷をかけないような状況にあれば，噛みしめは直接的な顎関節症の寄与因子になりにくい．

たとえ噛みしめ時に下顎頭が中心位にあったとしても，噛みしめが一過性ではなく長時間にわたる場合には，顎関節部に負担をかけることになる．その理由は，長期間にわたる噛みしめ習慣が滑液の循環を妨げることで複合体内部の酸素や栄養の供給を不十分にして，これらの組織の破壊を招くということである．

片側の臼歯部の欠損，片側の咬合が高すぎる，Ⅱ級2類の咬合状態のように，前歯部が舌側傾斜，咬頭嵌合位が中心位とミスマッチな場合など，噛みしめると顎関節部に機能的負担をかけるような状況では，組織破壊に至るほどの長期間でなく数時間の噛みしめでも顎関節症状を惹起することがある．特に関節円板後部組織など血管豊富な組織を長時間にわたって圧迫していると，循環不全を起こして発痛物質が放出され，疼痛が発現する．

さらに，この状態が長期間継続すると関節円板転位を経て変形性顎関節症に至ることがある．すでに関節円板転位のある例では，噛みしめ力が大きいと何らかの形で関節を破壊する．

下顎前側方への偏心位で噛みしめる習慣がある（**図4**）と，非偏心側顎関節部へ圧迫力が働く．この噛みしめが持続的であると反対側下顎頭の上方への応力が顎関節部を破壊する可能性がある．患者を観察していると，緊張すると無意識に下顎を側方にシフトさせているようである．上下顎前歯部の摩耗を観察すると，普段では考えられない下顎位で上下前歯部の摩耗が一致していることがある．

（2）噛みしめの咀嚼筋への影響

噛みしめを長時間にわたって行っても，咀嚼筋線維が交代で緊張するので疼痛につながらないという説と，実験による裏づけがない小規模研究では疼痛につながるという説

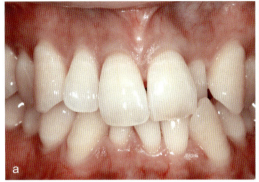
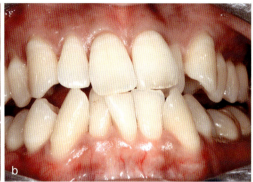

図4 顎関節症患者によくみられる前側方部での噛みしめ(a)と咬頭嵌合位(b)

の両方がある．

　筆者の経験では，患者の体質の影響が大きく，少しの噛みしめで咀嚼筋の筋疲労と疼痛を惹起する例と，長年にわたる噛みしめでも筋の肥大をきたすのみで，顎関節症状は起こらない症例がある．したがって，噛みしめ癖があるからといって，必ずしも咀嚼筋疼痛を生じるわけではないと知ってほしい．

　また，噛みしめによる顎関節損傷をきたした症例では，関節痛に伴う咀嚼筋のスプリンティング（損傷部位を保護するために周囲の随意筋を収縮する）が生じる可能性もある．またしても筆者の経験で恐縮ではあるが，閉口筋の硬結が著しい症例の関節に局所麻酔を施したところ，硬結が解除された経験が数多くある．このことから，筋の過緊張による筋痛よりも関節痛が筋痛の原因である頻度が高いのではないかと考えている．

3）うつぶせ寝

　顎関節症を惹起するパラファンクションで最も多いのが，うつぶせ寝であろう．生体には粘弾性があるので，瞬間的な外力には少ない変形で耐えることができるが，弱くても長時間にわたる持続的な力には耐えることができずに大きな変形をきたす．うつぶせ寝の睡眠体位は，ときには下顎で頭部を支えていることがあるが，この体位で寝込んでしまうと長時間にわたって下顎が後方に押し続けられる．しかも習慣的にこの体位を続けていると，下顎頭の支持組織に持続的伸展力が加わる．

　うつぶせ寝に関するデータが少ないので文献的に示すことは難しいが，状況を考察すれば寄与因子および持続因子として大きく働いていることは容易に理解できることであろう．

（1）うつぶせ寝の顎関節への影響

　うつぶせ寝が長時間にわたって行われたときに生じると考えられる生物学的変化は，下顎頭を支える外側靱帯前方部分が徐々に伸展し，下顎頭の後方偏位を生じ，関節円板後方肥厚帯を乗り越える．その結果，関節円板前方転位が生じる（**図5**）．この変化は長時間というより長期間を経て生じるものと考えられ，習慣的なうつぶせ寝によって生

第4章　病的咬合とは何か

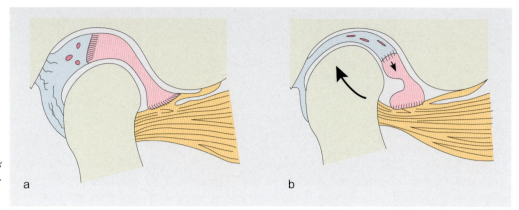

図5　正常（a）がうつぶせ寝によってbのようになる

じると想像される．円板転位してなお同じ習慣があるときには，下顎頭の後方偏位とそれに伴う咬合の変化が長期間をかけて生じ，それに伴う軟骨や骨構造の変化をきたす可能性も大きい．さらにこの習慣があるときには，関節円板後部組織を圧迫し続けるので，同部の貧血や機械的損傷に伴う瘢痕化をきたすと考えられる．

（2）うつぶせ寝の咀嚼筋への影響

咀嚼筋への影響は，ほとんどないと考えてよい．

4）パラファンクションの併存

いくつかのパラファンクションが併存することで，状況はますます生体にとって不利になり，これらは寄与因子と持続因子として働く．持続因子としてのパラファンクションがコントロールされれば，症状はいくぶんか改善することになる．

文献

1）中沢勝宏．中沢勝宏の誰にでもわかる咬合論．デンタルダイヤモンド社，2011．
2）AAOP. Orofacial pain: Guidelines for assessment, diagnosis, and management. 4th ed. Quintessence, 2008; 135.
3）宮岡　剛ほか．抗うつ薬の投与によりブラキシズムを生じたうつ病の2症例．精神医学．2002；44(9)：1005-1007．
4）Arnett GW, Gunson MJ. Comprehensive interactive advanced facial reconstruction course. Santa Barbara, 2009.
5）小林義典．いわゆる顎関節症発症におけるbruxismの役割．歯科ジャーナル．1989；29：37-52．
6）AAOP. Orofacial pain: Guidelines for assessment, diagnosis, and management. 4th ed. Quintessence, 2008; 136.
7）Fricton JR, Chung SC. 寄与因子　慢性痛の理解と解決への道．顎関節・頭蓋顔面領域の痛みその診断と処置（藍　稔，大西正俊監訳）．医歯薬出版，1992；31-44．

● 基礎編

第5章　顎関節症の精神的問題点

これまでに述べてきたように，顎関節症と精神とは非常に近しい．精神的ストレスや問題が顎関節症状を起こすこともあるし，顎関節症の症状が患者の精神的ストレスになってしまうこともある．

本章では顎関節症と精神との関わりを述べる．

精神的ストレスと顎関節症

精神的ストレスは，人が生きていくうえで必ず受けるものであるが，同じ状況でも個人によってダメージの大きさが異なる．ここではストレスに対して敏感な個人に焦点を当てて考えよう．

やや敏感な人が精神的ストレスにさらされた場合，無意識の噛みしめが強まったり，体にこわばりが生じたりする．このように，無意識の噛みしめと精神的ストレスとは，密接な関係にある．さらに，ストレスが強くなると苦痛に敏感になるので，つらさが倍増してしまう．そしてついには心身ともに病的状態に陥る．

顎関節症を語るうえで欠かすことのできない発症因子の一つに「噛みしめ」があるが，精神的ストレスは噛みしめや歯ぎしりを引き起こす重大な要素として知られている[1]ので，精神的ストレスは二重の意味で顎関節症の発症に関わりが深い．

精神的ストレスによって生じた症状をもつ患者への対応法は，歯科的処置のほかに精神的対応をとらなければならない．つまり，メンタルカウンセリングが必要なのである．

1）精神的ストレスが高じてしまった症例への対応

患者ははじめから精神的ストレスについて語ることは少ないので，悩みの本当のところを探らないと誤診につながる．

筆者が経験している症例でも，口腔顔面痛の専門医で精神医学的な問題による痛みと診断された患者の話をよく聞いたところ，その痛みの実態は強い顎関節痛だった．家庭環境が複雑であったり性格的に偏った患者なので誤診されてしまっていたが，よく時間をかけて話を聴いたところ正しい診断ができた．前医が誤診をした理由は，患者の話を聴いているうちに生じたブロッキング現象（歯科医師など専門的な知識で対話するときに，術者の気持ちが相手の気持ちを聴き入れることを妨げること）によるものと思われる．

ここで必要なのは，カウンセリングの基本姿勢であった．筆者は心理学者ではないので，本書で必要な知識の内容を述べることはできないが，カウンセラー的態度に関して列記することはできる．また，筆者の診療所においては，歯科医師をはじめとして歯科衛生士な

61

ど患者に接することの多いスタッフは，この技法を身につけるようにしている[2].

コンサルテーションと違って，カウンセリングは患者が自分で気づかずにいる自分の問題点を気づき，自分で問題解決がなされ，癒され，行動変容がなされるよう道をつくる．そのときに必要な基本姿勢として，村上[3]によると4つの要素がある．

（1）観察

文字通り，患者の感情を表現する隠れたメッセージを探り，鍵となる言葉や身体表現を見いだす．

（2）傾聴

患者の気持ちをそのまま受け止めて傾聴する．患者の話のペースを守るように話をしてもらう．ところが，患者の話のなかに自分と異なる意見やエビデンスのない治療を求める気持ちが出てくると，自然とわれわれの心のなかに「ちょっと違うのではないか」などと患者の話をストレートに聴くことを妨げるような気持ちがわいてくる．これをブロッキングと呼ぶが，これによって患者が話す意欲を失うので，この感情を脇に置く必要がある．

（3）確認

患者の話のポイントを言葉を換えて言い返したりして，話が伝わっていることを確認する．これによって患者自身が自分の問題に気づいたりする．言葉を換えて言い返すことが困難な場合には，その言葉をそのままに言い返すオウム返しでもよいだろう．

（4）共感

共感は英語でEmpathyと言うが，感情移入とも訳されている．よく誤解される言葉にはSympathyという言葉がある．これは同情とかあわれみと訳されていて，患者との対話では禁物である．山下[4]は共感と同感，同情の違いを示した．

共感によって，患者が自分自身の問題点を認識し，自分が求めているものが何かに気づくといわれている．

これらの技法を完全に身につけるには高度な訓練を受ける必要があると思うが，少しの知識とある程度練習するだけでも患者は癒されると考えている．それ以上高度のカウンセリングを必要とする症例の場合には，専門家に任せるほうがよい．

2）患者の種類とそれに対する対応

臨床歯科医師として顎関節症患者に遭遇する機会は2種類ある．一つはこれまでも通ってきていた自院の患者で，もう一つは初診として来院した患者である．

（1）自院の患者が顎関節症らしき症状を訴えはじめたとき

自院に通院中の患者が，治療期間中に何やら顎関節症らしき症状を訴えはじめたときには，戸惑いが生じるだろう．気づいてすぐに正しい診断を行えれば，正しい治療方針をたて専門医に紹介するなり自院で対処するなりの方法で，円滑に治療管理をすることができる．

しかし，顎関節症患者をみるという立場で考えると，一般の歯科医師であれば明らかな診断がなされ治療方針がたったとき以外は，信頼関係が失われる前に早急に専門医に紹介することが，患者にとって最もよい選択であると考える．専門医は紹介医を決して悪く言うことはないので，安心して紹介するべきである．その間に必要なのは，カウンセリング的態度の基本姿勢を保つことで，そうすることで信頼を失わずに患者を幸せにすることができる．

（2）初診として顎関節症らしき患者が来院したとき

専門医でなくても通常の知識があれば，ほとんどの顎関節症患者をみることはできると考える．この際は，先に述べたカウンセリング的態度の基本姿勢を保って，診察，診断，治療管理を行う．

3）治療・管理期間中の患者に対する対応

治療・管理期間初期にはまだ互いの信頼関係も十分には確立していないので，より注意したカウンセリングの基本姿勢を保ちつつ，より深いラポールが得られるよう，話しかける言葉や雰囲気に気をつける．さらに，この基本姿勢を保ちブロッキング現症に気をつけていれば，患者のほんの少しの表現の違いに敏感になって，患者の病状変化を想像することができる．その結果，治療が進み，治療の悪影響をも敏感に察知し，予告することができる．

治療・管理が進むとラポールも確立され症状も安定する．仮にきわめて難しい症例で症状を完全に取り除くことができなくても，患者の信頼が消え去ることはないし，ゆっくりとだが改善が見込める．

4）そろそろ終了してよいと感じたときの対応

この段階は初診時と同様に，気をつけるべき項目がある．通常であれば，症状も少なくなって通院の必要性が感じられなくなったときに定期検診に入る．一方，終了でよいと感じられたときには「これで終了しましょう」と告げる．滅多にないことではあるが，後に述べる境界型人格障害やそれに近い人格をもつ患者では，離別恐怖があるために，終了と告げられた段階で捨てられたと感じて爆発的に騒ぎだす．症状がひどくなったと言い出したり，訴訟騒ぎや刃物を持ち出す患者もいる．このような症例は，うまくいっているときには鑑別が難しく，避けることが困難なことが多い．あえて区別するとすれば，妙になれなれしい症例には，注意が必要というべきか．

5）最近用いられている心理療法

最近では，積極的に患者の心にアクセスして，こだわりをなくしていこうとする動きが出ている．

（1）認知行動療法

かなりこだわりの強い患者に対しては，先に述べた簡易心理療法では対応できない．

最近では，患者の認知を変えて行動様式の改善を図り症状を改善する目的の心理療法として，「認知行動療法」が行われている．ただし，専門的な知識を必要とするために，訓練されていない者が試みるのは危険である．しかし，かなり有効であることも証明されているので，必要性を感じたら心理療法の専門家に依頼することも選択肢に入る．

正しい認知行動療法は，多くのさまざまな症状を訴える患者を助ける手立てになると考えている．決して，見よう見まねの認知行動療法風の言動をしないようにしてほしい．

（2）マインドフルネス

マインドフルネスと呼ばれる，座禅のような方式で心のなかにある痛みや咬合違和感などのこだわりをなくす心理療法も用いられてきており，簡単な方法も紹介されている．「スタンフォードの自分を変える教室」などケリー・マクゴニガルの著作や講演はきわめてわかりやすいし，DVD も販売されている．この方法は危険性がないので，筆者は患者に勧めている．

心身症

精神的ストレスがさらに嵩じると，心身症の状態になる．日本心身医学会の定義（1991年）では「心身症とは，身体疾患の中で，その発症や経過に心理社会的因子が密接に関与し，器質的ないし機能的障害の認められる状態をいう．ただし，神経症やうつ病などの他の精神疾患に伴う身体症状は除外する」となっていて，身体疾患であることを強調している．歯科における心身症は，筒井ら[5]によると顎関節症，牙関緊急症，口腔乾燥症，舌痛症などがリストアップされている．

1）心身症患者の特徴

心身症は，精神的ストレスにさらされて発症する例と，もともとの患者の性格による場合があるという．普通は前者の精神的ストレスにさらされて身体症状が出現する例が想像できるが，後者にいわれている患者の性格によって発症する例というのは，失感情症（alexithymia）と呼ばれる性格である．自分の大変な状況をうまく言葉に表せないので，身体がそのはけ口となってしまうという状況である．性格としては，仕事などに熱心で過剰適応をしている人に多いということである．

2）対応法

基本的には先に述べたカウンセリングが主であるが，重症に陥っている例が多いと考えるし，ときにはうつ病などの精神疾患の患者も紛れ込んでいる可能性があるので，心療内科やカウンセラーに紹介することが術者，患者にとって最良と考える．あまりチャレンジしないことが肝要である．

精神疾患

　顎関節症症状（身体各所の疼痛，違和感などの自覚症状）を訴える，つまり身体化の症状がある精神疾患は，いくつかある．2012 年にアメリカ精神医学会の精神疾患の診断・統計マニュアルが DSM- Ⅳ TR から DSM-5 に改訂になって筆者も混乱したが，基本的に身体症状を訴える精神疾患は，

・大うつ病性障害
・身体症状症（従来の身体表現性障害と考えてよいと思う）
・物質関連障害群（薬物使用の中毒）
・境界性パーソナリティー障害

その他があると考える．

　筆者は精神科医ではないのできちんとした診断はできないが，患者の訴えと身体症状の間にあまりにも開きがある場合には，精神疾患を考慮する必要があると考えている．

1）大うつ病性障害

　時折身体愁訴にとらわれている例があり，特に痛みについて敏感になっている例を見受ける．

2）身体症状症

　従来の身体表現性障害に位置づけられる．DSM- Ⅳの身体表現性障害について詳細に述べると，「"身体化" 症状を主症状とする精神疾患（ただし詐病を除く）をいう」ということになる．具体的には，適切な臨床検査などの検索（たとえば，胃部不快感を訴える患者に対する内視鏡検査や胃 X 線透視造影検査など）を行っても，症状を説明できる所見がなく，なおかつ統合失調症，気分障害，不安障害などの他の精神疾患の診断基準にあてはまらないときに診断される．

　DSM- Ⅳにおける小分類では，

・身体化障害
・鑑別不能型身体表現性障害
・転換性障害
・疼痛性障害
・心気症
・身体醜形障害
・特定不能の身体表現性障害

となっているが，顎関節症と関わりが深いのは身体化障害，疼痛性障害および心気症であろう．この 3 つは疼痛を主訴として来院することが多いからである．

　以下，山田和男氏の私的講義に基づき，身体表現性障害について述べる．

第5章　顎関節症の精神的問題点

（1）身体化障害

30歳以前に発症し，何年にもわたって持続する多症状性の障害．4つ以上の疼痛（頭部，腹部，背部，関節，四肢，胸部，直腸，月経時，性交時，排卵時など），2つ以上の胃腸症状，1つ以上の性的症状，1つ以上の偽神経学的症状の組み合わせによって特徴づけられる．

・歴史的には，ヒステリーまたはブリケ症候群と呼ばれていた

・女性＞＞男性とされている

・身体化症状の一つが口腔内やその周辺にある場合には，歯科・口腔外科を受診する確率が高い

・初診時には，当該科の領域の身体化症状しか訴えないことが多い（身体化症状のすべてを訴えることは，まずないと考えたほうがよい）

・診察を重ねるごとに，疼痛や胃腸症状をはじめとした訴えが，次から次へと小出しに出てくることが多い

・家庭医にかかっている患者の5〜10％が，身体化障害と診断されるという報告がある

・人格障害（演技性人格障害，境界性人格障害，反社会性人格障害が多い）を，高率に併存（comorbidity）することが知られている

・予後はきわめて不良とされている．いわゆる"ポリサージェリー"となることも多い

・慢性かつ動揺性の経過をたどり，一時的な寛解もまれとされている

・また，身体化障害患者の約50％が，経過中に他の精神疾患（大うつ病性障害や不安障害が多い）を併存する

（2）疼痛性障害

疼痛の程度に見合う疾患が認められず，精神的ストレスなどの心理的要因により疼痛の悪化を認めるといった特徴をもつ障害．心理的要因が疼痛に重要な役割を果たしていると判断される"心理的要因と関連した疼痛性障害"と，心理的要因と一般身体疾患の両方が疼痛に重要な役割を果たしていると判断される"心理的要因と一般身体疾患の両方に関連した疼痛性障害"とに大別される．

原因不明の疼痛について，従来は「心因性疼痛」と分類してきたが，新しい分類が発表されて，第2章に述べた中枢性感作による「侵害可塑性疼痛」と考えられるようになった．

・どの年齢にも起こり得る

・女性＞男性とされている

・有病率は比較的高い

・疼痛を主訴として医療機関を受診する患者の40％が，疼痛性障害患者の診断基準を満たしているという報告がある[6]

・歯科・口腔外科領域では，疼痛を主訴として受診する患者が多いと考えられるので，特に注意が必要である

・医原性のベンゾジアゼピン依存または濫用，およびアヘン類または非ステロイド性消炎鎮痛薬（NSAIDs）の依存または濫用が起こることがある

（3）心気症

適切な医学的評価または保証にもかかわらず，身体症状に対する患者の誤った解釈に

基づき，自分が重篤な病気にかかる恐怖，または病気にかかっているという観念へのとらわれが，6カ月以上持続している．

・性差はないとされている
・一般人口中の有病率は不明であるが，一般医療機関における有病率は4～9％と報告されている

　歯科医師は，どのように考えても患者の訴えと身体所見が一致しない場合に，身体症状症を考慮する．本来であれば，歯科治療を行う前に，精神科医に紹介するべきである．実際には，診断に則って処置をしたにもかかわらず患者の反応が意図と異なる場合に，「あれ？　変だな」と気づくことが多いので，早い段階での発見はなかなか難しい．

3）物質関連障害群

　麻薬や非合法薬物など精神に影響を与える物質の習慣的摂取によって，何らかの経路で顔面痛を生じることがある．筆者の診療所でも，麻薬使用による顔面痛と非合法薬物の使用による顔面痛を経験している．

　さまざまな障害が生じ得るので，理解しがたい症状を訴える例には，初診時の問診の項目に薬物の使用等についても加えておくべきだろう．

4）境界性パーソナリティー障害

　身体表現性障害の患者のなかに，人格障害（パーソナリティー障害）を併存していることが多いという．山田によると，

・B群人格障害（反社会性人格障害，境界性人格障害，演技性人格障害，自己愛性人格障害）の患者は，"身体化"が起こりやすい（すなわち，疼痛性障害などの身体表現性障害になりやすい）ことが知られている
・B群人格障害患者の特徴を一言であらわせば，"演劇的""情緒的""移り気"である．いわゆる"キレやすい"人が多い
・医師・歯科医師が，B群人格障害患者の身体化の症状に対して，処置をしたときにトラブルとなることが多い

　特に境界性人格障害と呼ばれていて，DSM-Ⅳでは2軸に分類されて精神遅滞とともに通常の精神疾患とは分けて考えられていた．パーソナリティー障害はDSM-5によると「その人が属する文化から期待されるものから著しく偏り，広範でかつ柔軟性がなく，青年期または成人期から始まり，長期にわたり変わることなく，苦痛または障害を引き起こす内的体験および行動の持続的様式である」ということであるが，要するに昔から言われている表現では「すこぶる変人」ということであると思う．

　DSM-5によると「境界性パーソナリティー障害とは，対人関係，自己像，および感情の不安定と，著しい衝動性を示す様式のことである」となっているが，リストカットや離

別不安があるので気をつけるべき症例と思われる．患者としては妙になれなれしいが，治療の最後に治療は終了ですといった言葉に激しく反応する．治療中に見極めるのは難しい．

　実は筆者もこのような症例に遭遇して，とても大変な経験をしたことがある．その患者を思い返して考えることは，その大変な経験をあらかじめ予想はできないし，予防はできないという思いである．

精神科への紹介

　歯科医師が患者の精神疾患を疑うに至る経緯は，2種類あると思う．
　① 初診時の診察の段階で精神疾患が疑われる例
　② 初診時の診断に従って治療をはじめたが，予想通りの反応が得られず，ほかの手技を試しても無反応であったり，異常な反応が出現することで精神疾患を疑うに至る例
　紹介される精神科医にとって，①の歯科では何も手を触れていない症例が，診断や治療に影響がないので判断しやすいということである[7]．しかし，基本的に歯科医師が精神的な問題を疑いだすのは②の治療後の患者の反応を見てからなので，紹介を受けた精神科医も困惑するという．

　精神科医が困るとはいうものの，このような患者に対して歯科医師ができることはあまりないので，精神科医に紹介するほかはない．ただし，精神疾患を疑った時点で歯科的処置は一切行わないようにしなければならない．

1）精神科への紹介の仕方

　山田によると[8]，患者に「精神科に行くように」と言って，紹介状（または依頼票）をもたせればよいのだというように，簡単に考えるべきではない．むしろ，紹介する側の歯科医師の患者に対する態度によって，実際には精神科医を受診しなかったり，医師・患者関係を悪化させたり（紹介を受けた精神科医と患者の間の関係だけではなく，歯科医師と患者の間の関係をも），治療が困難となったりすることが実に多いということである．

　では，どのような方法で患者を説得すればよいのだろうか．模範解答はないが，以下のような例を参考にしてほしい．

　「お話をおうかがいしましたところ，からだの症状もありますが，メンタルな（または，心理的な）面での影響も大きそうですね．私は，歯科の専門家ですが，メンタルな部分については専門外で，よくわからない部分があります．このまま私が診るのは，自分としても不安なので，メンタルな部分の専門家にも，一度，診てもらってはいただけませんか」

　「いろいろと調べてみましたが，今のところ問題点は発見できませんでした．ところで，今あなたが悩んでおられるような症状が，メンタルな（または，心理的な）病気で起こることもあると，以前，どこかで聞いたことがあるのですよ．私は，歯科の専門家ですが，メンタルな部分については専門外で，よくわからない部分があります．その点だけ

でも，メンタルな部分の専門家に，一度，診てもらってはいただけませんか．もちろん，そちらでも問題がないということでしたら，こちらでまたいろいろと調べてみますので」

2) 精神科医への紹介にあたって重要なこと

紹介にあたっては，患者の精神科受診への抵抗も考慮しながら，心遣いや手続きが必要である．

まず，患者が歯科医師に見捨てられたという感覚をもたないように注意する．問題が解決した後に患者の希望がある場合には，再度治療を引き受けることを伝える．そして，問題を具体的に取り上げながら，その問題を専門家に相談してみることを勧める．

身体化を生じた患者の治療原則

すでに述べたが，不可逆的な処置や侵襲的処置は絶対に行わないことが大切である．そのうえで，以下の点を注意する．

・"治癒"を期待しないこと
・患者が症状をコントロールできるように援助することを心掛けること
・患者との面接は短時間でもかまわないが，必ず定期的な予約とすること
・薬剤は，穏やかな作用のものを中心に用いること（疼痛性障害に対しては，抗うつ薬が推奨される）
・不安が強いときなどの一部の例外を除いて，安易にベンゾジアゼピン系抗不安薬を用いないこと
・患者自身が精神的ストレスを自覚することを手伝うこと．ただし，治療同盟を築くまでは，安易に精神的ストレスと症状とを結びつけないこと
・家族との治療協力を得ること．また，治療を妨げるような敵意（家族，親類，テレビのワイドショー，他の医療関係者など）に巻き込まれないように助言すること

文献

1）野澤健司．慢性口腔顔面痛患者の感情・行動の変化について．日顎関節会誌．2005；17(1)：57.
2）大屋智恵子．顎関節症患者「こころ」と「からだ」を知るために．デンタルハイジーン．1996；16(8-10)：696-702, 851-856, 945-951.
3）村上留美善．基本姿勢．宗像恒次監修．ヘルスカウンセリング事典．日総研出版，1999；6.
4）山下貴美子．共感．宗像恒次監修．ヘルスカウンセリング事典．日総研出版，1999；14.
5）筒井末春，原 由利恵．心身症に対する正しい理解．診断と治療．1988；86(5)：658-663.
6）融 道男，岩脇 淳監訳．カプラン臨床精神医学ハンドブック DSM-IV-TR 診断基準による診療の手引 第2版．メディカル・サイエンス・インターナショナル，2003；173.
7）宮岡 等ほか．精神科との連携．中沢勝宏ほか編．プロフェッショナルが語る顎関節症治療．医歯薬出版，2017；65-78.
8）山田和男．個人的教示．

● 基礎編

第6章　変形性顎関節症

　これまでさまざまな診断法を学び，それに基づく治療を行ってきたが，神経疾患や精神疾患ではなく，明らかな口腔顔面領域の身体疾患であるにもかかわらず，症状の推移や訴えが複雑で対処に困惑する例があった．このような症例のCBCT画像をみたところ，変形性顎関節症（Degenerated Joint Disease，DJD）の症例が多くみられることに気がついた．

　パノラマX線写真では気づきにくいようなDJDでもCBCT画像では把握できるので，「多くみられる」だけなのかもしれない．

DJDの概要

　日本顎関節学会では，以前の治療指針ではⅣ型と分類し，パノラマX線写真で下顎頭に変形のある例を診断のフローのなかで最初に診断し，それ以降の診断はそこでストップしていた．ところが，DJDにもいろいろな状態の症例があるので，はじめに分けてしまうと症状の訴えの病状に気がつかない可能性がある．この診断法ではDJDの本質を見逃す可能性があるので，あらためて考察してみたい．

　Hegdeらは，DJDは関節の崩壊と増殖という特徴をもつ非炎症性疾患であり，崩壊は関節円板の喪失と骨エロージョンという特徴があって，増殖部分は関節表面と軟骨下部に新生骨がある．骨硬化，軟骨下層の囊胞および骨棘形成がみられると述べているが[1]，DJDのステージによって異なる所見を示す．

1）DJDにはいろいろな病態がある

　外傷性DJD，顎関節圧縮，ホルモン変調，阻血性骨頭壊死，リウマチなどいろいろな病態がある．リウマチなど既知の疾患を除くと，大きく外傷性のDJDと特発性DJDに分けられる．

2）特発性DJD

　一般的に原因を特定しにくい例は，特発性下顎頭吸収（特発性DJD）と呼んでいる．たいていは両側性で，ときには片側性のこともあるが，15～35歳の女性に多く，下顎切痕まで吸収が進行する例もあると言われている．吸収進行は1～5年で休止期に入るが，再発することもあるといわれている[2]．このような特発性DJDは，病態と原因がさまざまである．

　Piperは，顎関節の転位円板が下顎頭への血流阻害を引き起こして，下顎頭の一部が

壊死して崩壊する場合と，何らかの原因で下顎頭内部での浮腫が起こり，その結果，血流阻害が生じて壊死をしてしまう場合があると述べている[3]．しかし，Mercuri らは特発性 DJD の病理はまだ明らかにされていないと述べており[4]，論争中である．

　しかし，特発性 DJD の発症要素は上記の要素のほかに卵巣ホルモン（エストローゲン）のレベル，投薬の影響，副甲状腺機能亢進があげられる．閉経とともに問題となる骨粗鬆症が発症することからもわかるように，エストローゲンには骨吸収抑制因子としての働きがある．精神的ストレスその他の要因により一過性にでもエストローゲンのレベルが低下すると，骨吸収抑制因子の一要素が喪失することで外的負荷に耐えきれずに骨吸収が生じるのかもしれない[2]．さらに，Hatcher はエストローゲンのみならず卵胞ホルモン（プロゲステロン）もマトリックス分子の損失を防止すると述べている[5]．そして，プロゲステロンの不足は負荷に対する抵抗力を低下させると言及している．

　リウマチなどの全身性関節炎の患者についてはいうまでもなく，DJD が発症する要素が大きい．また，患者が受けている投薬，特にステロイドの長期投与は，骨形成抑制作用やホルモン分泌を介した骨形成抑制作用によって骨粗鬆症を生じるので，DJD が発症しやすくなる．さらに，抗精神病薬や一部の抗うつ薬のようなドーパミン分泌抑制薬は，高プロラクチン血症を生じて骨粗鬆症を引き起こすことが知られている．

　次いで，副甲状腺機能亢進症は破骨細胞の機能を亢進して骨吸収を促進させる．その結果，全身性の骨密度が下がる．このような疾患の場合には，全身性の他の症状も生じるので，歯科医師が見落とすことはないが，既往に注意をするべきであろう．

　まとめると，
　① 女性：臨床的にはなぜか女性が圧倒的に多い
　② 若年：女性ホルモンとの関係が重要かもしれない
　③ エストローゲンレベル，プロゲステロンレベルの低下
　④ 全身性関節炎（リウマチなど）
　⑤ 投薬（ステロイド，抗精神病薬）
　⑥ 副甲状腺機能亢進
となる．特発性 DJD が疑われるときには，上記のリストから評価してみるとよい．

　次に特発性 DJD と思われる症例を供覧する（**症例1**）．この特発性 DJD の発症頻度は低いようで，筆者の診療所でのデータでもめったに見ることはない．ただし，いったん吸収をはじめると急激でコントロールのできない状態になる．

3）通常の DJD

　特発性ではない DJD はかなり高頻度に生じると考えられ，その罹患率は診断法によって 1〜84％と大きく異なる．また，Bakke らによる最近の研究では，他の目的のために撮影された，現在痛みのない顎関節部 CBCT 画像で 39.3％の関節に変形性の骨変化が見られたということである[5]．

第6章　変形性顎関節症

症例 1

初診時：19歳，女性．学生

主訴：右側顎関節部の違和感．右顎がぐらぐらする．全体的にバランスが悪い．両側下顎が下に引っ張られる感じがする

既往歴：
　初診の1年ほど前から顎関節部違和感と肩こりなどが生じ，大学病院や専門医などを受診したが改善せず，ヘルス・カウンセラーに紹介されて来院した．

現症：
　初診時印象は自信がなさそうなお嬢さん．両側咬筋に硬結があり，トリガーポイントがあった．関節雑音（−）．開口時左側顎関節部に塊のようなものがあると自覚，右側顎関節部では慢性クローズドロックを触知（1-1）．

治療：
　所見と訴えの不一致から，心療内科を受診．その後，精神不安定となり自殺願望が出てきたので精神科に入院し，すぐに落ち着いた．
　歯科では理学療法を中心として，気休め的にスプリント療法を行った．初診から1年

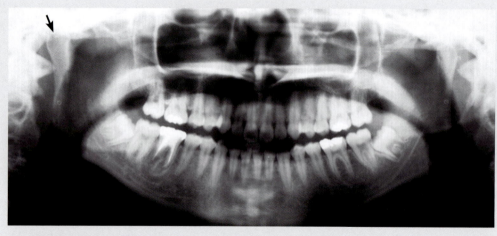

1-1　初診時のパノラマX線写真

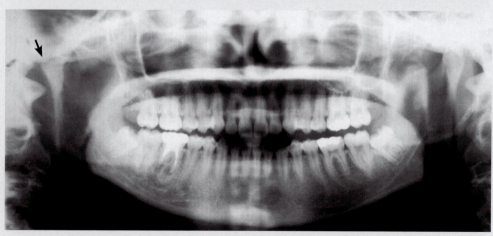

1-2　初診1年後のパノラマX線写真

72

ほどしてから，急激に中心位が変化した．そこで，顎関節部の変形を疑ってパノラマX線撮影をしたところ，DJDの所見が得られた（1-2）．精査のためにMRIとCTの撮影を行い，現在進行中の吸収画像が得られ，ジョイントエフュージョンもあった（1-3〜1-6）．

半年後にMRIとCBCTを撮影依頼したところ，その所見では炎症は落ち着き，下顎頭の上縁も凹凸感がなくて平坦になってきた．しかし，その表面は緻密骨質で覆われてはいない（1-7〜1-10）．今後は収縮しながら緻密骨質で覆われていくことが予想される．

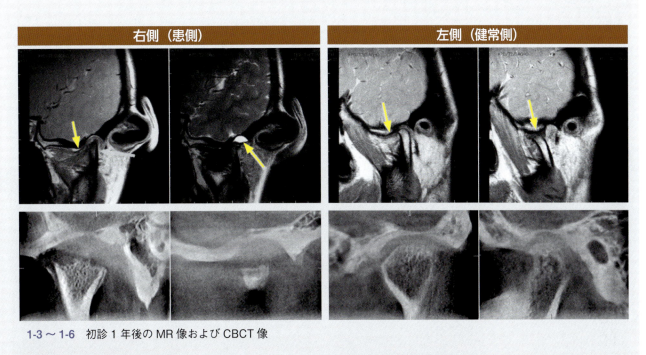

1-3〜1-6 初診1年後のMR像およびCBCT像

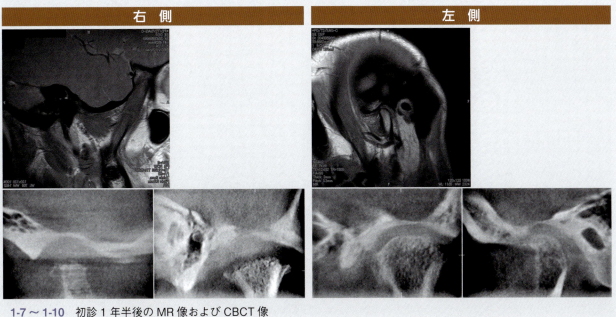

1-7〜1-10 初診1年半後のMR像およびCBCT像

第6章 変形性顎関節症

(1) 気づかずに生じている変形

　読者もときどき経験すると思うが，他の目的で撮影したパノラマX線写真で顎関節部を観察したら，下顎頭が変形していた例がある．何のきっかけもなく顎関節部が変形

症例2

初診時：71歳，男性．会社役員
主訴：右側顎関節部自発痛
既往歴：特になし
現病歴：
　6カ月前の朝，あくびとくしゃみで発症．紹介医で治療を受けていたが，改善せず来院した（2-1〜2-5）．
現症：
　身体表現性障害の鑑別アンケートでは不眠と手足の痛みのほか，心臓のどきどき感や胃腸の不安感を訴えていた．これにより医科に通院．ただし，日常生活に影響は出ていない．
関節雑音；右側顎関節部にクレピタス（捻髪音）
自発痛；右側咬筋部
圧痛；右側顎関節部，右側咬筋，右側側頭筋，右側肩部
下顎運動；切歯点の軌跡はまっすぐ，下顎頭は左右とも慢性クローズドロック気味
咬合：中心位が咬頭嵌合位に比べて左側にある
診断：咬頭嵌合位における噛みしめで，右側顎関節の圧迫痛

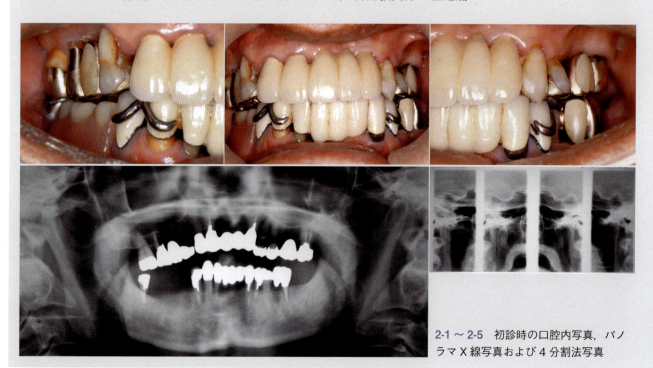

2-1〜2-5　初診時の口腔内写真，パノラマX線写真および4分割法写真

することはないので，忘れられていた外傷によって生じた変形と思われ，自覚症状も軽微であるか，顎関節以外の症状が出現していたので，気づかなかった可能性もある．

治療：
- リポジショニング・アプライアンスの装着
- マニピュレーションと右側顎関節部のレーザー治療
- セルフコントロールの指導
- NSAIDs の投薬
- 右側顎関節保護の目的で右側義歯にレジン添加など
- 義歯では右側臼歯部のサポートが弱いので，より強固な支えが必要である
- 中心位が安定するまで待った．この状態になるまで時間がかかった
- 与えるべき咬合記録をもたせて，紹介医にいったん戻したが，紹介医は筆者による治療を希望した
- 右側顎関節部の保護を目的として，臼歯部でのサポートとしてインプラントを用いた
- 下顎位は中心位とした（2-6 ～ 2-9）

本症例は治癒と判断してから約 10 年間が経過しているが，最近撮影したパノラマ X 線写真では積極的治療完了時には見られなかった右側顎関節部の著しい変形が見られた（2-10 ～ 2-15）．

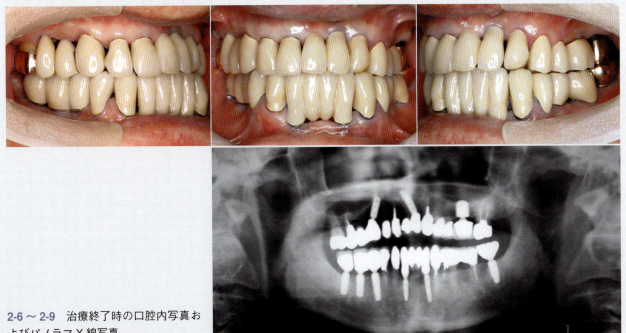

2-6 ～ 2-9　治療終了時の口腔内写真およびパノラマ X 線写真

第6章　変形性顎関節症

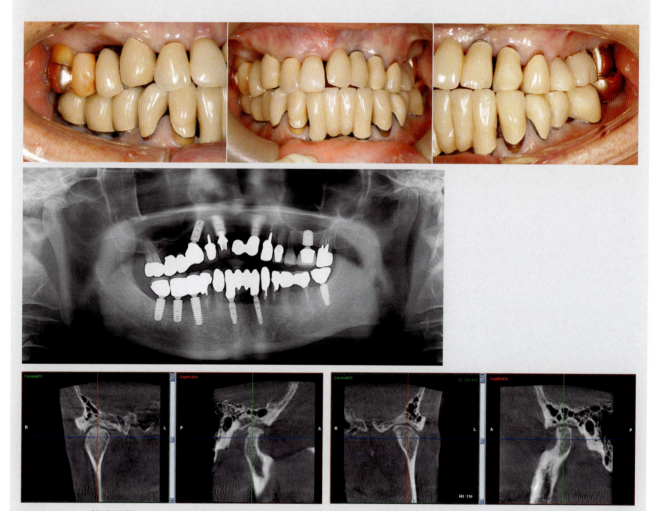

2-10〜2-15　治療終了10年後の口腔内写真，パノラマX線写真およびCBCT像．CBCT像では両側の顎関節部に吸収変形が認められる．特に右側では，著しい吸収変形像がみられる

（2）激しい痛みを伴う症例

　かなり多くの症例で顎関節症として大変に苦しんだあげく，数年してから変形が見えてくることがある．ときには激しい顎関節部の痛みやそれに伴う全身的な違和感があって，つらい状況が長く続いた後，やっと落ち着いてきたときにX線写真を撮影したら，関節の著しい変形が見られたというようなことがある．

　ときには開口時疼痛や開口時の違和感があって，パノラマX線写真では異常がなかったが，CBCTを撮影したところ患側に初期型のDJDを見つけることがある．

症例 3

初診時：20歳，男性．学生
主訴：左側顎関節部，大開口時違和感
既往歴：特になし
現病歴：初診の6カ月以前から両側の顎関節部に何となく違和感があった
現症（3-1～3-3）：

　関節雑音：左側顎関節部にクレピタス

　圧痛：左右顎関節部

　就寝：仰向け寝

診断：左側顎関節部における慢性クローズドロック
治療：

・日常生活上の注意とリポジショニング・アプライアンスの装着

・経過観察で改善したので，初診の約1年半後に咬合再構成（3-4～3-6）

・このまま経過をみて問題がなかったので，経過観察を続けていた

・初診の約10年後に左側顎関節部に疼痛が生じた

・マニピュレーションとLumix2®の照射を行って一時的に緩解した

・スプリントを再開した

・初診の11年後にパノラマX線写真の撮影を行ったところ，特に変化は認められなかったので，運動療法を中心に治療を進めた

・しかし，違和感が続くのでCBCTを撮影したところ，左側下顎頭にごく初期の吸収像が認められた（3-7）．そこで，処置方針と運動療法はそのままにして，下顎前方牽引を加えた[6]

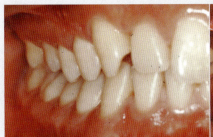 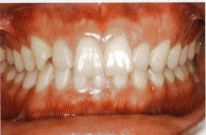 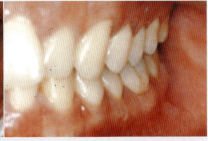

3-1～3-3　初診時の口腔内写真

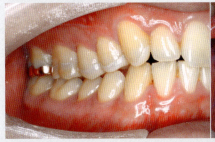 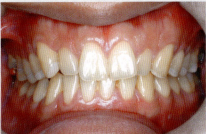 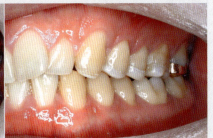

3-4～3-6　初診1年半後の口腔内写真

第6章　変形性顎関節症

症例3

- 同時に，後述の食事療法を加えて，違和感は改善した
- 初診の12年4カ月後の現在はややひっかかり感はあるものの，気にしなければ問題ない状態になった（3-8）

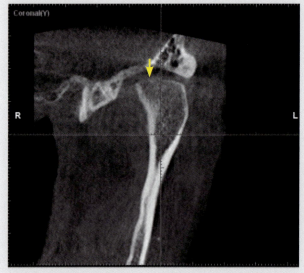

3-7　ごく初期の骨吸収像．緻密骨質が剥がれている（→）

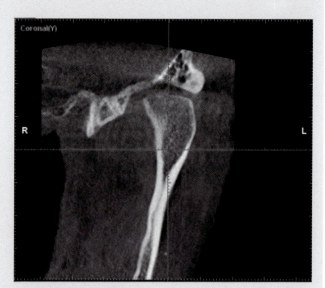

3-8　治癒してきた状態

　小さなDJDはパノラマX線写真では診断はできない．CBCTが必須である．
　最近特に感じるのは，開口障害や開口時疼痛の存在や咬合違和感があるけれどもX線的にしかるべき異常が見つけられないので，身体疾患ではなく精神的問題にされる例があるということである．実際には身体疾患であっても誰にも理解してもらえない状態での病悩期間が長いと，二次的に精神的問題が絡んできてしまう可能性がある．
　顎関節部違和感を訴える症例のなかには，受診した診療所ではDJDに気づかずに延々と暫間被覆冠への置き換えや咬合調整を繰り返すのみで解決せず，しだいに身体全体の症状を訴えるに至る症例もある．実際にパノラマX線写真では気づくことが難しく，前医の困惑もやむをえないと思うような症例にあう．

DJDはどのように診断するのか

　DJDの診断は画像診断が有効である．単純撮影法やパノラマX線写真では顎関節部の変形がかなり進行してからでないと，観察することができない．特にパノラマX線写真では，顎関節部に下顎窩を形成する側頭骨が重なって映り込むので，正確な診断はできない．

　そこでHatcherは，DJDの診断にはCBCT画像が必要であると述べている[7]．また，荒木は4分割パノラマ画像の診断精度をCBCT画像を基準に評価している[8]．上記のBakkeの論文でもCBCT画像では顎関節の変形がはっきりと見えるために，気づかなかったDJDに気づくということである[5]．

　このようなことから，DJDの確実な診断にはCBCTは必須の画像診断機器なのだろう．特に近年になってCBCTの装置も進歩して分解能が上がり，より正確な診断が可能になった．また，アメリカ口腔顔面痛学会のガイドラインでも推奨されている．Hegdeもまた，CBCTの必要性を述べている[1]．

症例 4

患者：35歳，女性，獣医師

主訴：左側顎関節部疼痛

既往歴：17年前に右側顎関節部開口時違和感を主訴として来院しており，このときには通常の顎関節治療で終了している．日常生活で精神的ストレスがあり，生理不順が再初診の2カ月前から続いていた．その1カ月前から左側に肩こり，頭痛が出てきて今に至る

現病歴：1年以上前から左側顎関節部に違和感があったが放置した．しかし，再初診の2週間ほど以前から左側顎関節部に自発痛が出現したために来院した

現症：

- 口腔内所見は **4-1〜4-3** のように咬頭嵌合位は安定し，特に変わった様子はない．しかし，いったん下顎を中心位に誘導すると，閉口位は **4-4〜4-6** のようになり，下顎が大きく右側にずれて左側臼歯部では開咬状態であった

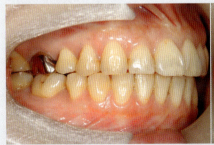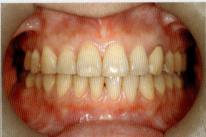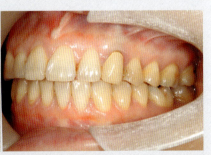

4-1〜4-3　咬頭嵌合位による口腔内写真

第6章　変形性顎関節症

症例 4

- 自発痛；左側顎関節部，左肩
- 圧痛；左側顎関節部，左右側咬筋と側頭筋，右側内側翼突筋，左右側胸鎖乳突筋
- 下顎運動；開口時に左側下顎頭の動きが悪い
- 咬頭嵌合位が中心位閉口位の左側にある
- パノラマX線写真の所見では右側関節突起が左側より短く，以前にあった顎関節症の後遺症かもしれない．しかし，左側顎関節部に異常はみられない（4-7）
- CBCT画像では左側下顎頭前上内方に骨吸収像が認められる（4-8，4-9）

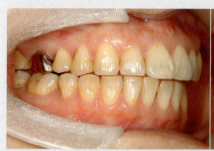 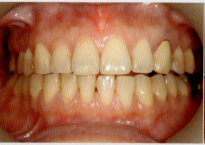 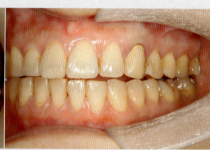

4-4〜4-6　中心位による口腔内写真

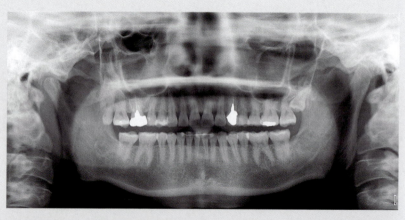

4-7〜4-9　パノラマX線写真およびCBCT像

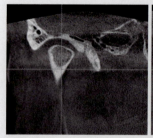 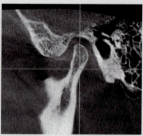 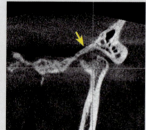 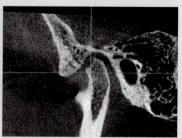

本症例のように，パノラマX線写真では異常が認められなくともCBCT画像では比較的大きな骨欠損が認められ，しかも進行中の像を示している．この症例の画像から考えてもCBCT画像がない状態でDJDの診断を下すことは不可能である．

　さらに，DJDのより正確な画像診断装置としてはMRIがある．MRIは基本的に水素原子が高信号に表現されるが，医学的には通常はT1強調とT2およびプロトン強調などがある．映し出される水の粘稠性などによって，T1強調画像とT2強調画像の明度が異なる．いずれの方法でも正常の顎関節部には水溜まりのような部分はないが，**症例1**のようなジョイントエフュージョン（関節滲出液）と呼ばれる水溜まりが映し出されることがある（**1-3**矢印）．これは，顎関節部に現在または近い過去に炎症があって，滲出液が貯留したことを物語る．多くの場合，これは外傷によるものなので，顎関節腔内部に外傷性の炎症があったと考えてよい[9]．このような所見があれば，現在または将来，顎関節部に変性性の変形が生じる可能性がある．

　また，**1-4**のように通常は明るく表現されるべき下顎頭や関節結節が**1-3**のように暗く映ることがある．強調法によって異なるが，このような所見がある場合には，下顎頭または関節結節において何らかの原因による内部の新鮮血流低下が疑われる．この状態になると顎関節部への酸素と栄養の供給が減少するので，下顎頭を形成する骨は壊死に陥り，下顎頭の崩壊が生じる．

　このほかのDJDの診断法として，ごく微量の顎関節液の分子量を調べて分子量が小さいと炎症が生じていると考える[10]．筆者は基本的にはCBCT像を観察して診断しており，そして必要があればMRIの撮影を依頼している．

DJDはどのようにして発症するか

　すでに述べてきたように，特発性DJDはたくさんの要素が関わり，しかもそれらの要素が互いに影響を与えあっているので説明が難しいが，一般的なDJDについては多くの論文が報告されている．Hegde[1]，Arnet[11]，Tanaka[12]，Mercuri[4]，de Souza[13]，Roh[14]，小沢[15]，田中[16]は何らかの原因による顎関節部の過負荷や外傷がきっかけで生じると述べている．

　これらの文献のなかでも，Arnetのコースシラバス，Gunsonら[17]とTanakaらの説明はわかりやすいので，これらの論文をもとに説明したい．

1）関節を破壊する要素，守る要素

　特発性でないDJD発症に際して，外傷や過負荷が重要な要素であることは確かである．しかし，同じ力，同じ時間的要素があったとしても，発症する個体とあまり影響のない個体がある．

　この事実を考察するにあたり，文献的にはArnetのコースシラバスがよくまとまっ

ているので，これを参考にして述べたい．

(1) 破壊要素

外傷による組織破壊とそれに次いで生じる滑膜炎が問題を大きくする．

Hatcher[7]も述べるように，事故を除けば顎関節部の破壊の第一段階は関節円板転位である．何らかの原因による関節円板転位の後に顎関節部の破壊は開始する．関節円板転位の原因を一つに絞ることはできない．

破壊要素はほとんど顎関節部に対する「外力」である．「外傷」には，① 弱くとも持続的な圧迫や，② 力学的外力ではない外傷，③ 歯科治療にかぎらない患者の日常生活で生じた外力，および ④ 引きはがす力がある．このなかで，①と②はリンクしている場合が多い．

① 持続的圧迫力

・下顎位のずれ

間違ったスプリントや補綴治療，歯列矯正など，閉口位（咬頭嵌合位）が生体力学的に安定していると言われている下顎位（37ページ参照）に作られていない場合，ズレてしまった下顎位で噛みしめると，一方の下顎頭はディストラクション（牽引力）を受けるが，問題は反対側の顎関節部にコンプレッション（圧迫力）を受けることになる．これらの力は一次的であれば食事がしにくいだけですむのであるが，これが持続すると問題を生じる（図1）．さらに，下顎頭を含む下顎枝の長さが左右で異なる症例で噛みしめが生じた場合に，長い下顎枝をもつ側の顎関節部に力学的負荷が生じる（図2）．

・噛みしめ

ズレてしまった下顎位で噛みしめ癖がある場合には，圧迫側ではすでに前方転位してしまった関節円板後部組織に循環障害などの病的状態が進行する．これが持続すると顎

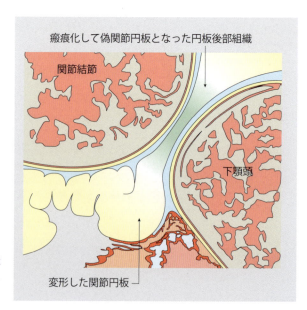

図1 下顎窩と下顎頭の間のスペースが狭くなり，関節空隙が狭くなり持続すると関節円板後部組織の循環障害などの障害が生じる（小笠原庸治先生の原図をもとに作成）

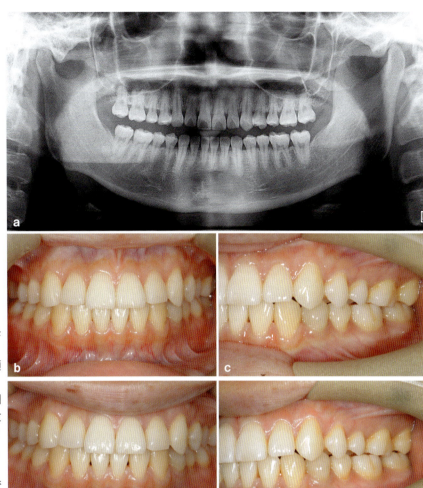

図2 左側顎関節部疼痛を主訴に来院した症例
a：パノラマX線写真では左側の下顎枝の長さが右側よりも長く見える
b,c：初診時口腔内写真では下顎歯列の正中が上顎よりも右側にあり，左側臼歯部ではきれいに噛めているとはいえないがきちんと噛めている．臼歯部の咬合支持はある
d,e：症状改善時は左側臼歯部が開咬になった．この開咬のスペースが関節の圧迫スペースなのであろう

関節部の関節空隙にある軟組織に退行性病変が生じるし，部位や外傷の仕方によっては炎症を生じる（図3）．痛みを伴う場合には神経ペプチドによる炎症を惹起する．

下顎位が間違っていなくても噛みしめ癖が長時間にわたる場合には，関節円板後部組織を挟んで上下関節空隙に存在する滑液が循環しないので，劣化や枯渇が生じる．この現象は顎関節部軟部組織の変性につながり，上下関節腔での一部癒着を生じる（図4）．そして開口障害が生じるのである．このときに噛みしめ力は大きくなくても，ただ不動の状態にあるだけで害になる．力が大きければ，そのぶんだけ害は増す．

・顎間固定

噛みしめと同様，不動であるだけで害になるので，骨折や手術後の顎間固定はできるだけ早く撤去するべきである．撤去する時期は手術の骨片固定の状態によるのだろうが，ジレンマである．

固定を撤去したらできるだけ滑液の循環を促すべく，ゆっくりとしたストレッチなど，ただちに運動療法などの理学療法に入るべきである．

第6章　変形性顎関節症

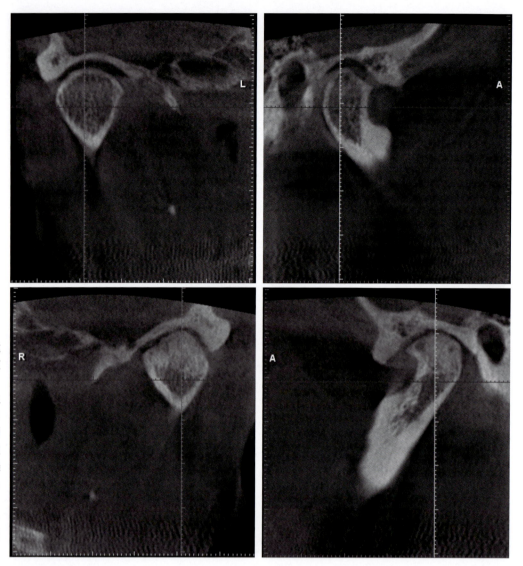

図3 開口障害と違和感を訴えてきた症例
　右側顎関節部（上段）では関節空隙はほぼ正常だが，左側（下段）では関節空隙が極端に狭い．機能障害が生じるのも当然である．また，下顎頭にもエロージョンの痕跡や骨硬化像がみられる

・**日常生活上の癖**

　噛みしめ以外の日常生活上の癖で害を及ぼすのは，うつぶせ寝，頬杖である．

　特にうつぶせ寝は就寝時の間，始終オトガイ部を介して顎関節部に頭部その他の荷重が静的にかかり続けるので，かなり生体に機械的負荷と生物学的負荷をかけ続けることになる．就寝時間に関してだけ言えば，最も悪い癖であろう．

② **力学的外力ではない外傷**

　低酸素再灌流（Hypoxia re-perfusion）という現象がある．脳の乏血状態から急激に血流が回復したときに活性酸素により脳障害を起こす例があったことから研究された．

　図1，2のように，顎関節領域であれば，噛みしめにより特に臼歯部咬合の低い側の下顎頭が後上方に移動し，同側の顎関節空隙が貧血状態になる．しばらく貧血状態が続いた後に噛みしめを中止して開口すると，急激に関節空隙への血流が回復する．そのときに関節腔内部に活性酸素やフリーラジカルが発生するといわれており[7]，髙橋は滑液

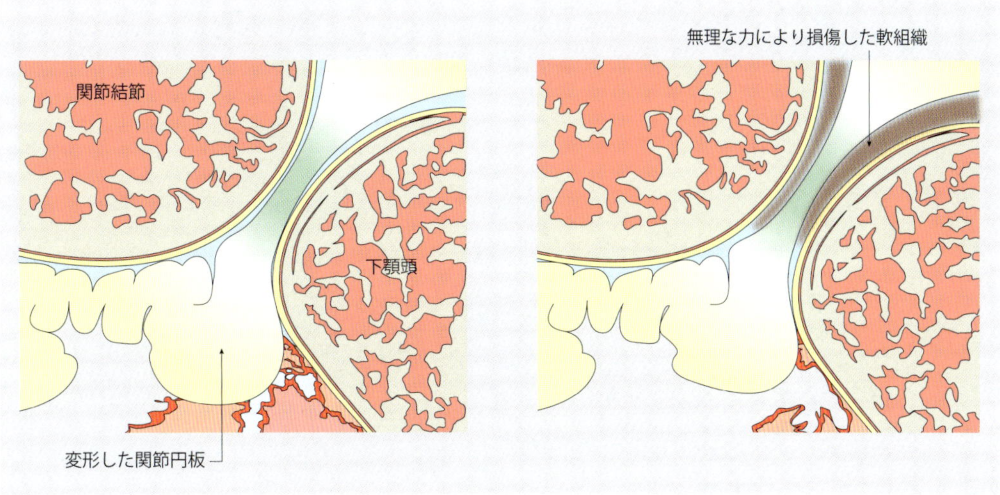

図4 一部でも線維性癒着がある開口障害では無理に開口すると剥離部分に外傷を生じる．この傷から変形性顎関節症に変化する可能性がある（小笠原庸治先生の原図をもとに作成）

無理な力により損傷した軟組織

関節結節

下顎頭

変形した関節円板

の分析を行って同定をしている．

これらフリーラジカルは，顎関節部の軟骨などに化学的な外傷を与えている[18]．

③ 歯科治療にかぎらない患者の日常生活で生じた外力

自動車事故など大きな外傷による打撲*は，一過性に大きな力が顎関節部に加わるので，DJD に陥るよりも先に下顎の骨折を起こし，非機能的になってしまうので評価ができない．

④ 引きはがす力

関節組織を引きはがすことで重大な外傷になることがある．基本的に下顎運動は回転運動だけでなく滑走運動を含むので，引きはがしの外傷を受けやすい．

・開口障害からの無理矢理の開口

関節円板前方転位があって急性のクローズドロックの状態になると，歯科医師であればマニピュレーションテクニックなどを用いてゆっくりと開口を促すであろう．しかし，急に開口できなくなった恐怖心から患者は無理に開口を試みることがある．このときに，力の加わり方で下顎頭上部にある軟骨層を傷つけてしまう可能性がある（**図4**）．この場合には軟骨層の破壊吸収から始まって骨の破壊につながる．これが DJD の開始である．

・癒着の引きはがし

噛みしめや顎間固定で生じた小さな線維性癒着部位は，ゆっくりとした開口訓練で改善する．そのときには癒着部位が剥離している．ところが，患者が無理に開口しようとした場合や，術者による無理なマニピュレーションなど，剥離の仕方によっては，線維のみならず下顎頭や関節結節の表層にある軟骨組織が剥離してしまうことがある．このような例では直後から組織破壊が進行しはじめるはずである．

・関節炎

外傷によってすでに関節炎の状態になっていると，滑液の分子量が小さくてサラサラになり，下顎運動時の滑らかな動きができない状態になる．さらに，この滑液には炎症

* 打撲：大きすぎない力での打撲は，顎関節部に損傷を生じ，ときにはこの損傷が DJD を起こす．特に埋伏智歯の抜歯など下顎骨に加わる力は，直接的に顎関節に外力として働き，DJD 発症の引き金になる可能性がある

第6章　変形性顎関節症

症例 5

初診時：32歳，女性．主婦
主訴：噛みあわせが悪い
現病歴：

　初診の約2年前に自転車にて転倒事故．オトガイ部を打ってオトガイ部と顎関節部骨折．妊娠中であったために全身麻酔下での手術ができず，オトガイ部の骨折手術と2週間の顎間固定で終了した．

　最近になって開咬になり，近医にて骨折の影響を指摘されて来院．

所見：

　口腔内所見；開口障害はない．閉口時前歯部と左側臼歯部が開咬状態

　パノラマX線所見；右側下顎頭に骨折を認める．左側下顎頭と関節結節に境界不明瞭な吸収像を認める

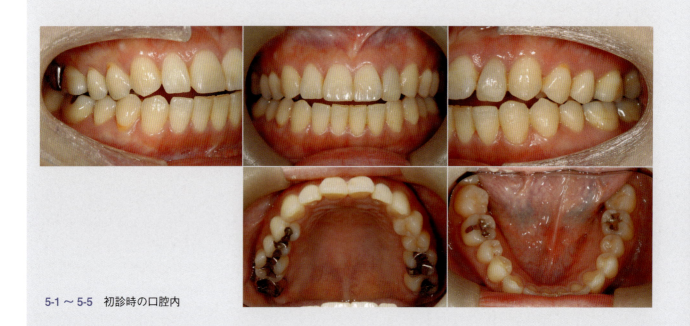

5-1～5-5　初診時の口腔内

CBCT画像；骨折のある右側では下顎頭が前下内方に転位しているが，骨片同士は癒着しており骨折としては治癒している．しかし，左側下顎頭と関節結節に進行中の骨吸収像を認め，関節突起が短くなっている状態である

現症：

本症例は，骨折してしまった下顎頭は一過性の大きな力で骨折したためにそれ以上の負荷は加わらず，顎関節部骨の持続性吸収はなかったが，閉口時の力を支える左側顎関節部には外力が加わり続けたためにDJDを生じたようである．

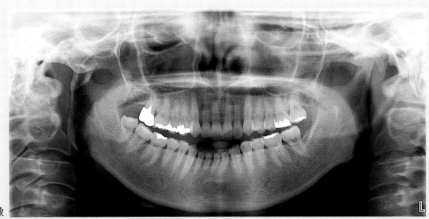

5-6 初診時のパノラマX線像

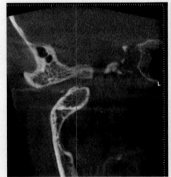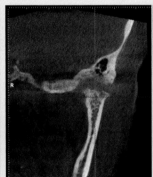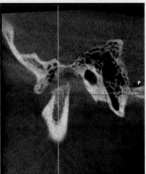

5-7，5-8 初診時のCT像

第6章 変形性顎関節症

症例 6

初診時：43歳，女性．役所受付
主訴：開口時の著しい疼痛
既往歴：なし
現病歴：
　初診の6年前に下顎左側埋伏智歯を抜歯し，その後から開口障害があったが，改善と増悪を繰り返していた．初診1カ月前から急に開口障害が生じ，開口時の疼痛が著明になった．

現症：
- 関節雑音，自発痛はなく，左側顎関節部，左側咬筋，左側内側翼突筋に圧痛がある
- 開口運動では左側下顎頭の運動不全がある
- 歯の接触時間の自覚は1日12時間
- 舌に歯の圧痕が著しい
- 身体表現性障害診査シートでは全く正常

診断：左側顎関節部急性クローズドロック

治療：
- はじめにマニピュレーションを行ってアンロックを試みたが疼痛が著しく，奏功しなかった
- セルフコントロールの指導とNSAIDsの投与，リポジショニング・アプライアンスの夜間のみの装着．特にセルフコントロールとしてガム転がし（後述）を指導した
- 開口訓練を含む運動療法とLumix2®の照射

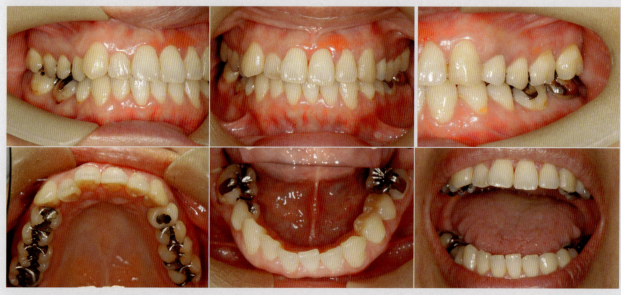

6-1〜6-6　初診時の口腔内

経過：

初診の 6 カ月後に，開口障害は慢性クローズドロックに移行して，改善している．疼痛もない．

CBCT が導入されたので顎関節部を撮影したところ，左側顎関節部にパノラマ X 線写真では変形が発見できなかった初期段階の DJD を観察できた．

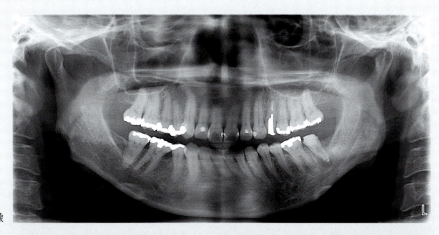

6-7 初診時のパノラマ X 線像

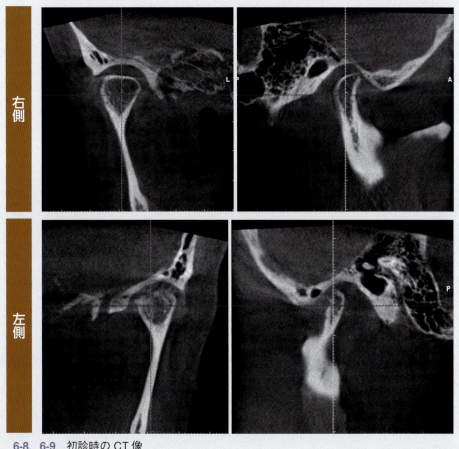

6-8, 6-9 初診時の CT 像

第6章　変形性顎関節症

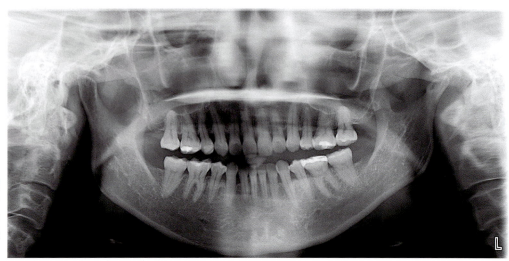

図5　右側が極端に開咬であった．パノラマX線写真を撮影したところ左側下顎頭の吸収，変形があった

性サイトカインが多く含まれており，関節面に接している組織に傷ができると同時に組織破壊が始まる[10]．

・長時間にわたる開口からの閉口（気管内挿管による全身麻酔後，脱臼後，下顎の脱臼後，歯内療法後など）

　ちょうど前記の状態と逆である．前方転位した下顎頭が関節円板の下に潜り込む際に，表層の関節円板に傷をつけてしまう現象である．多くの症例では問題なく過ぎるのであろうが，ときに下顎頭表層に大きい傷をつけてしまうことがある．この傷から軟骨層の破壊，そして骨破壊へとつながっていく．

　このような現象は，日常の生活に普通に生じているようである．つまり，患者が気づかぬうちにDJDが生じていて，何らかの補綴を試みたときに下顎位が不安定で，難しい症例になることがある．そこで，X線撮影を試みたら片側の下顎頭が変形をしていることを発見するといった症例がある（図5）．

2）関節を守る要素

　多くの生体が同じ外力を受けたはずなのにDJDに罹患しない．その理由は関節を守る要素が十分に働いているからである．もともとヒトの顎関節は丈夫にできているが，いくつかの病的要素が重なってDJDが生じる．したがって，私たちは基本的に顎関節を守る要素に包まれている．

（1）正しい顎関節構造

　関節円板の転位がない場合，関節円板は機械的な応力が顎関節に働いた際に，クッションの働きをする．

　下顎頭と関節結節に挟まれた関節円板の表層を濡らしている滑液が，流体の粘稠性をもって応力の分散をするので，大きめの負荷に対しても関節構造を守る．滑液は関節包内面から分泌吸収され，関節面を形成する軟組織に酸素や栄養を供給する

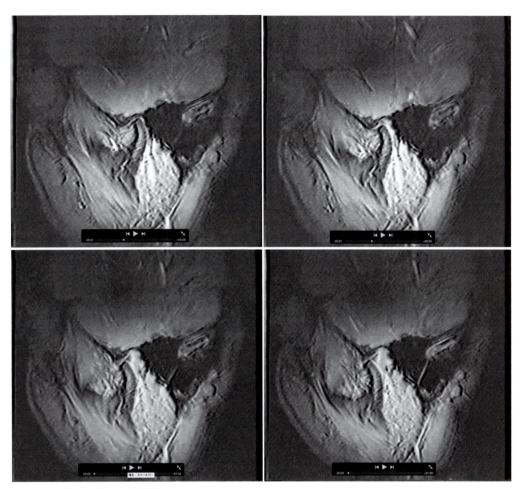

図6　開閉口運動時の顎関節部 MRI
　咬頭嵌合位から開口に伴って，下顎頭の上に関節円板が載った状態で前方移動している．その際に関節円板の上下方にうっすらと白い線が映し出されている．これは滑液であると考えられ，下顎運動に従って循環していると思われる

し，老廃物を吸収する機能がある（図6）．

（2）正しい咬合[19]

　左右の下顎頭が下顎窩内でできれば中心位，そうでなくても噛みしめたときに顎関節部に破壊的な力が加わらない下顎位である必要がある．

（3）栄養バランスが良い

　ビタミン，ミネラルなど各種食品には抗酸化作用や抗炎症作用のあるものなど，損傷があっても治癒を促進したり，多少の損傷に対しては障害にならないような体質をつくる．

（4）女性であれば規則正しい月経

　女性ホルモンのエストローゲンとプロゲステロンは，前述のように骨代謝を助ける働きがある．ところが，何らかの原因により分泌に異常を来すと骨密度が低下し，外傷に対する抵抗力が落ちる．

第6章　変形性顎関節症

3) 関節破壊のプロセス

特発性 DJD でない通常の DJD では，顎関節部外傷からスタートする．

過負荷が DJD つまり関節組織損傷に至る流れは研究者によって微妙な違いはあるものの，基本は変わらないように思える．**図7** は Tanaka による内容を一部改変したもの，**図8** は髙橋より提供を受けた Malian & Schmitz によるフローチャートであるが，どれも基本は変わらない．顎関節部は通常の状況では負荷とそれに対するリモデリングが生じて関節軟骨には病的状態が生じないが，過剰な負荷がかかったり生体の抵抗性が減弱したりして生体の適応能力を超えると破壊に向かう．

適応能力を超える機械的負荷があった場合，以下の3つの事件が起こる．

(1) 直接的な機械的損傷

直接的機械的損傷では組織の損傷に加えて一酸化窒素（NO，フリーラジカル）を発生する．そして，フリーラジカルは直接組織の変性を起こす．

(2) 低酸素再灌流

低酸素再灌流は Tanaka も詳細に述べている．また，髙橋によると Nitzan は低酸素再灌流がヒト顎関節においても食いしばりで生じていることを証明した．この現象は食いしばりの圧迫によって関節腔内部が一時的に虚血状態になり，食いしばりを中止することで血流が再開する．そのときに組織内にフリーラジカルが発生するという．

Tanaka の**図7**によると，食いしばりなどの関節オーバーロードは以下のカスケードを生じる．つまり，関節の圧力によって関節内の関節軟骨に異常をきたし低酸素状態に

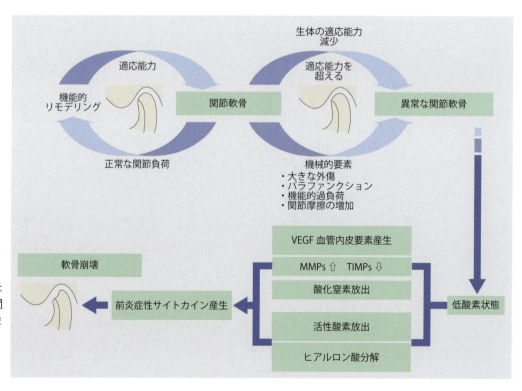

図7 顎関節崩壊に至る流れ
適応能力を超えた負荷が加わると，関節軟骨の崩壊が始まる（Tanaka ほか，2008[12]）をもとに作成）

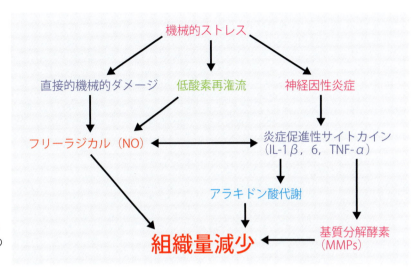

図8 関節組織損傷のフローチャート
機械的ストレスが関節組織に加わることで，いくつかの経路を経て関節の崩壊が始まる（Malian & Schmitz によるものをもとに筆者改訂，髙橋，2007[20]）

するので，その結果，転写因子によって誘導された血管内皮成長因子（VEGF）の放出，それによって基質分解酵素（MMPs）の量が上昇し，その抑制因子である TIMPs が低下する．さらに，先に述べたようにオーバーロードと低酸素再灌流は NO などのフリーラジカルを発生して，それによって関節内ヒアルロン酸が低分子になり，関節の滑りが悪くなる．それらによって前炎症性サイトカインが作られて関節軟骨が破壊されるということである．

（3）神経因性炎症

関節に機械的ストレスがあると，当然痛みが生じる．それによって，関節腔内にあるポリモーダル受容器で受けた侵害刺激が C 神経線維を経て軸索反射という機構で受容器付近に神経因性炎症を生じる（図9）[21]．この炎症により，組織内に T-cell から炎症性サイトカイン（IL-6, TNF-α）が放出され，フリーラジカルの生成，アラキドン代謝が始まりプロスタグランジンやロイコトリエンが生成され，さらに炎症が激しくなる（図10）．それによって基質分解酵素が放出され，組織量減少につながるということである．この流れの最後の部分を，河島ら[17]が動物実験で確認している（図11）．

この後に生じる骨破壊現象は，Gunson[17] や Arnett ら[11] が詳細に説明している．T-cell から放出された TNF-α や IL-6 は骨芽細胞を刺激し，骨芽細胞から RANKL を放出する．RANKL は破骨細胞にあるレセプターである RANK がそれを受け取り，破骨細胞が破骨活動を開始する（図12）．破骨活動に際して，はじめに MMPs が骨の細胞外基質を分解して排出し，カルシウムを酸で溶解して骨組織を破壊吸収する．一定量の骨吸収が進むと OPG（オステオプロテゲリン）が RANK と結びついて RANKL の破骨細胞刺激活動を中止する．しかし，病的状態にあるときには IL-6 の刺激で破骨細胞は仕事を続ける．また，MMPs に対して抑制的に働く TIMPs と呼ばれる因子があるが，先に述べたように VEGF の働きで TIMPs のレベルが下がり，MMPs は活発に作用し続け，骨基質は破壊され続ける．

第6章　変形性顎関節症

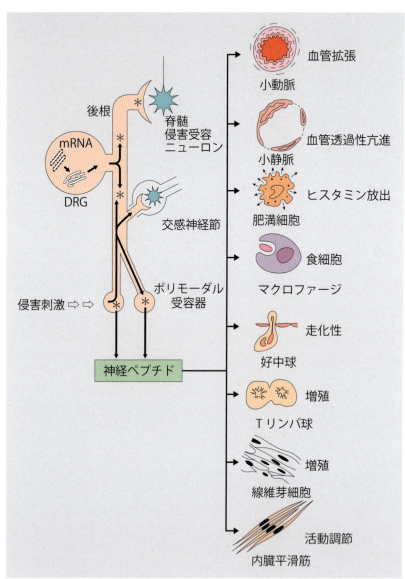

図9　軸索反射
　ポリモーダル受容器に侵害刺激が加わるとC神経線維を経て神経細胞からの反射が起こり，侵害刺激を受けた受容器のみならず同じ神経経路の属する他のポリモーダル受容器からも炎症を起こす神経ペプチドが放出される．そして組織に炎症が起こる（熊沢, 1996[21]）

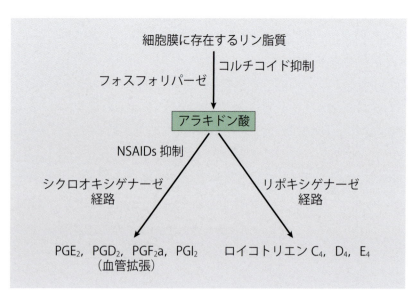

図10　機械的ストレスによる炎症の機序
　アラキドン代謝によりプロスタグランジンとロイコトリエンが生成される（Troubridge HD, Emling RC, 下野正基監訳．やさしい炎症論．クインテッセンス出版, 1990；21）

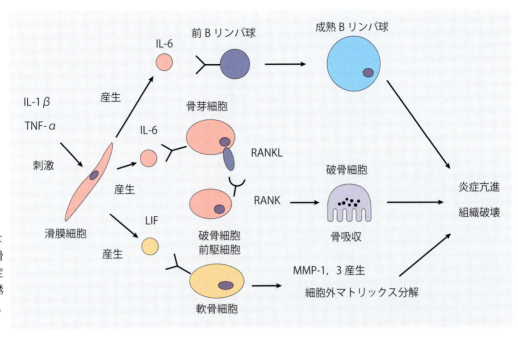

図11 IL-1βおよびTNF-α刺激滑膜細胞による炎症および組織破壊誘導機序（河島ほか, 2012[22]）

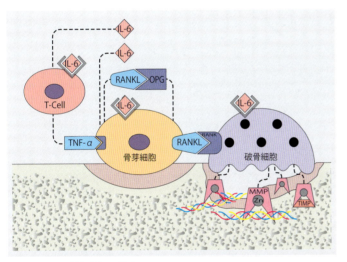

図12 骨破壊現象の仕組み
いくつかのサイトカインの働きで破骨細胞が働きはじめるが，骨吸収活動に際してはMMPsが重要な働きをしている（Gunsonほか, 2012[17]）をもとに作成）

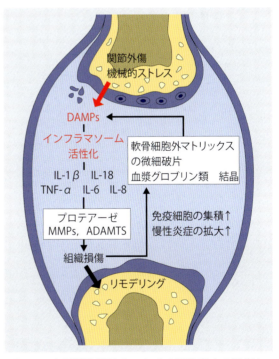

図13 変形性膝関節症における慢性炎症の進行と組織破壊（半場, 2017[23]）をもとに作成）

　顎関節ではないが，半場[23]は変形性膝関節症における慢性炎症の進行と組織破壊について図13のように説明している．この状況は今まで示してきたDJDの発症と組織破壊の説明と全く一致している．そしてこのなかに，DJDの対処法のヒントが隠されている．

DJD 症例の対処法と経過

1）特発性 DJD と外傷性 DJD

DJD には特発性のタイプと外傷性のタイプの2種類がある．それぞれの発症機序が異なるので，対策も異なる部分がある．

（1）特発性 DJD

基本的に全身的な要因が深く関わっているので，対策も全身と局所の2方面から行う必要がある．関係する要因として全身疾患やホルモンバランスの崩れが主なので，はじめに全身的要素を考慮しつつ局所的要素をも取り除く必要がある．局所的要素は力学的負荷の解決なので，歯科的介入が必要になる．その方法は外傷性 DJD と同じである．

（2）外傷性 DJD

DJD に陥る最初のきっかけが外傷なので，対策は関節に対する機械的負荷を取り除く歯科的介入が第一選択である．同時に投薬，食事療法などを取り入れる．外傷が生じた後に活性酸素の発生，低酸素再灌流，疼痛による神経因性炎症を経てアラキドン酸代謝異常，各種サイトカインの放出と MMPs による骨基質破壊が生じるまで各種の栄養，薬物的介入機会がある．

2）歯科的介入

はじめに全身疾患やホルモン異常などの既往を含めて CBCT または MRI などの画像診断を行い，正しい診断を行った後に歯科的介入が始まる．

DJD に対する歯科的介入は，はじめの段階では顎関節部への機械的負荷を軽減するためにセルフコントロールを促しつつ運動療法，スプリント療法を行い，関節構造が安定するのを待って咀嚼機能改善，審美性改善のための歯列矯正や補綴治療が必要になる．

（1）セルフコントロール

通常言われているような噛みしめ防止と，うつぶせ寝禁止などである．

特に「ガム転がし」が有効である．「ガム転がし」とは小さく千切ったガムを噛んで軟化し，口腔内で球状に成形し，それを舌の上に載せておくだけである．読者も試みるとおわかりになると思うが，無意識の噛みしめが生じにくくなる．

（2）運動療法

顎関節部の DJD では関節包内部に炎症性変化が生じているので，滑液の循環を促し分子量の小さい関節液を関節の運動療法で少しでも正常な滑液に近づける．

（3）理学療法

筆者の診療所で行っている理学療法は，基本的には Lumix2® というコールドレーザー治療器を用いている（**図 14**）．この装置の特徴は 40 ワットというハイパワーながら生体に熱を発生しにくい点にある．効果の到達深度が 50mm 以上と深く，生体内の細胞

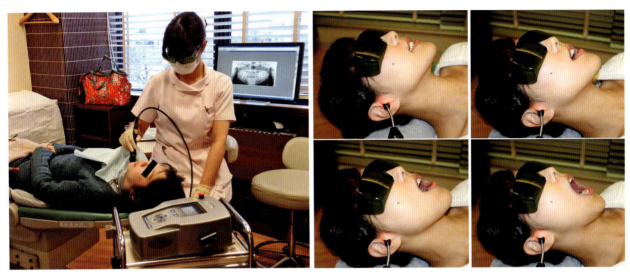

図14 Lumix2® の照射方法
　術者患者ともにサングラスを着用するが，星状神経節照射（SGR）のような場合には，患者に眼を閉じていただく．DJDの例に対しては外耳孔経由で関節円板後部組織に照射する．同時に開閉口運動をしていただいて，滑液の循環を促す

のミトコンドリアにATP産生を促すことなど多くの特徴がある．

　この装置のDJD治療に対する効果は，神経細胞に作用して神経興奮を抑えるので鎮痛の確認を期待できる．高橋ら[24]も顎関節症に対するLLLTの有効性を報告している．筆者は特に，Lumix2® の照射が以前に用いていたLLLTの装置よりもはるかに高い効果を示すことを経験している．

　また，創傷治癒促進作用がある点にもいくつかの報告があり[24,25]，DJDの疼痛コントロールに有効であるとしている．DJD治療における治癒促進と疼痛改善についてはRossが有効であるとの報告をしている[25]．

（4）スプリント療法

　日中はセルフコントロールを行うが，夜間の噛みしめで生じる顎関節部への機械的負荷を軽減するために装着する．

（5）関節腔穿刺と洗浄

　関節腔内部の炎症性物質は関節を破壊し続け，次の炎症を起こす．積極的に関節腔内部のサイトカインを洗い流し，関節破壊の進行を停止させる[20]．

（6）投薬と栄養

　薬物投与と栄養補給で顎関節の破壊を防ぐ．顎関節部が過負荷を受けてから破壊につながるまでのカスケードの各箇所に，薬物や栄養を補給して破壊阻止のための要素を組み込む．次項に投薬と栄養の内容を述べる．

3）薬物療法と食事療法

　顎関節のDJDに対して投薬や食事療法を行うという概念は，つい最近まで筆者には

なかったので，Gunsonら[17]の文献を読んだときは驚きと納得の両方があった．ここからの投薬食事療法についてはArnetとGunsonの論文をもとに解説する．文献に掲載されている投薬内容と栄養管理法を列記するが，日本では歯科医師が使用できる薬品は少なく，たとえ使用できる薬品でもその使用目的と認められている効能が一致していないので，事実上使用できる薬品は少ない．

（1）過負荷による関節変形に対して

①抗酸化作用

発生したフリーラジカルを減少させる．フリーラジカルは直接的，間接的に，組織を破壊する．フリーラジカルはさまざまな過程，たとえば関節の病的圧迫や関節に加わる剪断力によっても直接的に発生するし，低酸素再潅流においてもフリーラジカルが発生する．また，炎症によっても発生し，それが炎症を惹起するのでエンドレスにフリーラジカルが発生し続けるのである．これに対しては，抗酸化作用のある物質として以下のリストにあげた物質が有効である（**図10**）．

・ビタミンC

有名な抗酸化物質である．500mg/日の摂取が必要である．抗酸化作用のほかに，線維芽細胞の増殖を促すので治癒促進作用がある．野菜，果物，一部の海藻類に多く含まれる．

・ビタミンE

ビタミンCと同様の作用がある．400mg/日の摂取が必要である．

・オメガ3脂肪酸

2～4g/日摂取．この物質に関しては強力な抗酸化作用と強力な炎症抑制効果を期待できる．アラキドン酸カスケードにおけるシクロオキシゲナーゼの経路とリポキシゲナーゼの経路をブロックして，起炎物質のプロスタグランジン2やロイコトリエン4の発生を阻害する．そのために炎症の発生を抑えることができる．臨床的にも関節炎患者の症状改善の報告がある．摂取は青魚系食品によるが，不十分であると考えられた場合にはサプリメントによって取り込む．

・アントシアニン

ビタミン群と同様に強力な抗酸化作用を期待する．食品として摂取できる点が，臨床では有意義である．

②抗炎症作用

顎関節における組織破壊も炎症性細胞から放出されたサイトカイン類によって，誘発されたサイトカインがカスケード的に破骨細胞を刺激してMMPsを生じて組織破壊につながる．炎症を抑えることで組織破壊を防ぐことができる（**図11**）．

・オメガ3脂肪酸

上記のように強力な抗炎症作用がある．

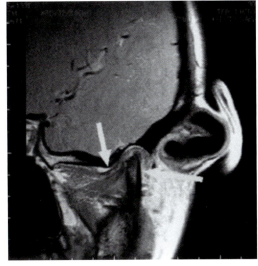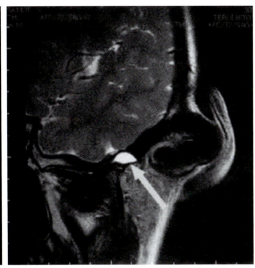

図15 MRIによるジョイントエフュージョンの確認
　白く液体が貯留している

・硫酸グルコサミン

イブプロフェンとの効果を二重盲検法にて調査したところ，硫酸グルコサミンのほうが強い疼痛緩解作用があることが判明した．これはIL-6やTNF-αのような前炎症サイトカインの働きを阻止し，関節軟骨の代謝に有効である[26]．

・NSAIDs

NSAIDsは関節と骨の破壊を抑制し，痛みを軽減して軟骨の合成を促進する．なかでもピロキシカム（フェルデン®20mg/日）は，Arnetらによるとジョイントエフュージョン（図15），耳前部に疼痛があって臼歯部の開咬がある，下顎頭の進行性吸収の初期が適応症となる．ピロキシカムはややCOX2阻害作用に偏ってはいるが，安全に使用できるNSAIDsなのであろう．使用期間は10日を基準としているものが多いが，はっきりした基準についての記載がない．今は扱っている薬局が少なく，別の処方を考える必要がある．先に述べたように半場は変形性関節症の初期の段階で，炎症が滑膜に限局しているときに免疫細胞の過剰な活動を抑制し，関節包内部での連鎖反応（カスケード）を抑えることが重要であると述べている[23]．このカスケードを抑える働きをDMOADsと呼んで，変形性関節症の進行を防ぐのに重要であるとしている．この働きをもつ薬品として，セレコキシブ（セレコックス®）をあげている．セレコキシブは選択的COX2阻害薬で，鎮痛作用はもちろん滑膜，軟骨組織，骨組織に作用して崩壊を防ぎ再生を促す．ただし，選択的COX2阻害薬は心筋梗塞などの重篤な心血管系血栓などのリスクを高めることが報告されているので，長期にわたる連用は十分な注意が必要である．

以上のことから，DJDの初期であれば第一選択薬としてはセレキシコブがおすすめである．ただし，血管系に問題がないことを確かめることを忘れないようにする．使用期間は，筆者の考えでは疼痛が連続的に消失するまで連用しなければならない．

・スタチン

抗高脂血症薬であるが，抗炎症作用や自己免疫疾患のレベルを下げるという報告がある．さらに，T-cell と MMP を減少させ，下顎頭吸収を抑制するということである．しかし，まだまだ多くの研究が必要である．この薬品を実験的に歯科で使用することはできない．最近のトピックとしては，軟骨無形成症がスタチンで病態回復したという報道が流れた．今後の研究によっては DJD の治療にも普通に用いることができるようになるかもしれない（**図12**）．

③関節負荷コントロール

筋肉の緊張低下による関節負荷コントロールは，向精神薬を用いて筋の過緊張を防止し，結果的に関節負荷を低下させる．

・アミトリプチリン（トリプタノール®）

三環系抗うつ薬で，口腔顔面痛の領域ではおなじみの薬品である．持続性突発性顔面痛（従来の非定型顔面痛）に対して効果が確認されている．歯ぎしり防止の作用があり，筋痛防止にも用いられる．

・クロナゼパム

ベンゾジアゼピン系の抗てんかん薬で，強力な筋弛緩作用が確認されている．舌痛症の治療に用いられることもある．

・ボトックス®

A 型ボツリヌス毒素．25 ～ 50 単位を咬筋に注射することで筋の緊張を抑制することができる．筆者の経験でもかなり有効で，症例によっては今までで一番楽だという患者もいる．しかし，効果は 3 ～ 4 カ月しか続かない．

・SSRI（セロトニン再取り込み阻害作用薬）服用中止

抗うつ薬であるが，服用することでパラファンクションの増強がある．この服用を中止することでパラファンクションを防止できる．

・チアガビン（抗てんかん薬），塩酸ブスピロン（長期投与型精神安定薬）

SSRI 因性の歯ぎしり防止に用いることができる．

④骨維持作用

・カルシウムイオン

カルシウム製剤 600mg を 1 日 2 回に分服する．ただし，高カルシウム血症に注意が必要．

・ビタミン D

基本的に腸管からのカルシウム吸収促進，カルシウムの尿中排泄抑制，骨からのカルシウム吸収促進を行うことで，血中カルシウム濃度の安定を保つ．

⑤骨吸収抑制作用

・抗 RANKL モノクローナル抗体（デノスマブ）

オステオプロテゲリン（OPG）の働きをする．骨芽細胞が RANKL を放出しても破

骨細胞に到達せず，破骨細胞が機能しない（図12）．

・活性型ビタミンD₃

単球から破骨細胞への変化を抑制し，破骨細胞の数を抑制するので骨吸収が抑制される．ビスフォスフォネート製剤が破骨細胞のアポトーシス促進で破骨細胞数を減少して骨吸収を抑制するのと似ている．また，腸管からのカルシウム吸収を促進し，骨芽細胞の分化成熟に働きかけて骨の石灰化を促進する[27]．

・IL-6 受容器阻害薬（トシリズマブ）

破骨細胞原性の破骨細胞による骨吸収を防ぐ．

その他のモノクローナル抗体としてB-Cell表面の蛋白，抗 TNF- α などがある．これらの薬剤は歯科的にはまだ実験的な段階で，使用しにくい．

・テトラサイクリン

MMPs の機能を抑制する薬剤としてテトラサイクリンがある．MMPs は機能に際して亜鉛を必要とするが，テトラサイクリンは亜鉛をキレートして MMPs の働きを抑制する．さらに，MMPs そのものにつながって不活性化することがわかっている．さらに，IL-6 と TNF- α の遊離を阻止して破骨細胞の前駆体が破骨細胞になることを阻止する（図12）．つまり，いろいろな方面から関節の骨と軟骨を破壊と炎症から守ると言われている．テトラサイクリンはミノマイシン ® を 100mg/日を分2で3カ月間の投与が必要である．しかし，筆者の経験ではより長期の投与期間があったほうが，安定的に骨吸収を抑制できるようである．

おわりに

変形性顎関節症（DJD）の発症は比較的少ないと思われていたが，CBCT の導入によって筆者の日常の顎関節臨床においてはかなり高頻度であることがわかった．そこでDJD の分類，原因および治療の可能性についてできるだけ詳細に調べた．

筆者の診療所における顎関節臨床では，精神性の問題をもつ症例を除く比較的難症例のほとんどに DJD があることがわかった．しかも，今まで精神的な問題であると診断されている症例のなかに DJD が多いこともわかった．

文献

1）Hegde S, et al. Morphological and radiological variations of mandibular condyles in health and diseases: A systematic review. Dentistry. 2013; 3(1): 154.

2）Papadaki ME, et al. Condylar resorption. Oral Maxillofac Surg Clin North Am. 2007; 19(2): 223-234.

3）Piper. 個人的教示.

4）Mercuri LG. Osteoarthritis, osteoarthrosis, and idiopathic condylar resorption. Oral Maxillofac Surg Clin North Am. 2008; 20(2): 169-183.

5）Bakke M, et al. Bony deviations revealed by cone beam computed tomography of the temporomandibular joint in subjects without ongoing pain. J Oral Facial Pain Headache. 2014; 28(4): 331-337.

6）顎関節症臨床医の会編. 顎関節症運動療法ハンドブック. 医歯薬出版, 2014.

7）Hatcher DC. Progressive condylar resorption: Pathologic processes and imaging considerations. Seminars in Orthodontics. 2013; 19(2): 97-105.

8）荒木和之ほか. 顎関節4分割パノラマ画像による骨変化の検出：小照射野歯科用コーンビームCT画像を基準として. 歯科放射線. 2007；47(3)：121-125.

9）地挽雅人ほか. T1強調MR画像で下顎頭部に低信号領域を認めた症例の経時的観察. 日顎誌. 1995；7(1)：147-157.

10）髙橋　哲. 顎関節症の生化学的研究の最前線－顎関節滑液解析の診断および治療への応用－. 東北大歯誌. 2001；20：59-74.

11）Arnett GW, Gunson MJ. A comprehensive interactive advaced facial reconstruction course. 2009.（このコースシラバスは古賀正忠先生に譲っていただいたものである）

12）Tanaka E, et al. Degenerative disorders of the temporomandibular joint: etiology, diagnosis, and treatment. J Dent Res. 2008; 87(4): 296-307.

13）de Souza RF, et al. Interventions for the management of temporomandibular joint osteoarthritis. Cochrane Database Syst Rev. 2012; 4: CD007261.

14）Roh HS, et al. Relationships between disk displacement, joint effusion, and degenerative changes of the TMJ in TMD patients based on MRI findings. J Craniomaxillofac Surg. 2012; 40(3): 283-286.

15）小沢　奏ほか. 顎関節円板の非復位前方転位を有する患者の顎顔面形態. 日顎誌. 1994；6(2)：54-68.

16）田中久敏ほか. 総義歯装着者における顎関節症の臨床的特徴：顎関節内障の発生頻度. 日補綴歯会誌. 1995；39(2)：396-405.

17）Gunson MJ, et al. Pathophysiology and pharmacologic control of osseous mandibular condylar resorption. J Oral Maxillofac Surg. 2012; 70(8): 1918-1934.

18）岡本　亨ほか. 非復位性関節円板前方転位例における滑液中の活性酸素の測定. 日顎誌. 2007；19(1)：6-11.

19）鈴木正弘ほか. 慢性疼痛を有する変形性顎関節症に補綴学的な咬合安定化が有効であった一例. 新潟歯会誌. 2000；30(2)：43-48.

20）髙橋　哲. 顎関節症のメカニズム. 歯界展望. 2007；109(3)：444-449.

21）熊沢孝朗. 痛み受容器と一次求心性ニューロン. Clin Neurosci. 1996；14(9)：995-998.

22）河島　睦ほか. IL-1βおよびTNF-α刺激ヒト顎関節滑膜細胞におけるIL-6 cytokine familyの発現. 日顎誌. 2012；24(2)：5-13.

23）半場道子. 慢性痛のサイエンス　脳からみた痛みの機序と治療戦略. 医学書院, 2017；55.

24）髙橋　哲ほか. 顎関節症患者に対するレーザー治療の経験. 東北大歯誌. 1997；16：112-120.

25）Ross G, et al. Photobiomodulation: An invaluable tool for all dental specialties. J Laser Dent. 2009; 17(3): 117-124.

26）Haghighat A, et al. Evaluation of Glucosamine sulfate and Ibuprofen effects in patients with temporomandibular joint osteoarthritis symptom. J Res Pharm Pract. 2013; 2(1): 34-39.

27）酒井昭典. 活性型ビタミンD3製剤の役割から考える骨粗鬆症併用療法の意義. 日経メディカル. 2014；565：40-41.

基礎編

第7章 顎関節症の痛み

痛みの分類

大きく分けて3種類ある. 日本では, 従来は以下のように分類されていた.

① 侵害受容性疼痛：外傷があったときや暑いものに触れたときなど, 痛みのセンサーである侵害受容器が刺激を受けたときに感じる

② 神経障害性（神経因性）疼痛：体性感覚神経系の病変や疾患によって生じる

③ 認知性疼痛：上記の2つに分類されている身体疾患としての痛み以外の, 原因不明の痛みをとりあえず「心因性疼痛」としていた. 牛田ら[1]は心因性疼痛という用語に疑問を抱き, 心因性というのは精神疾患をもつ症例に限られているので, この用語は不適切と判断し,「認知性疼痛」という用語を提案している. このなかには, 従来の分類にある身体表現性障害も含まれており, 筆者の臨床的感覚にもマッチしている. さらに, 後に述べる中枢性感作による痛みに対しても用いることができるので, 適切な用語と考えている.

顎関節症に関わる痛みは, 部位別に分けると筋痛, 関節痛の2種類があり, それぞれの要素が重畳していることが多く, 単純ではない. しかし,「痛み」を理解するにはそれぞれの要素について, ある程度は理解していることが大切である.「認知」に起因する痛みを除けば, 基本的に痛みは痛みの受容器, つまり侵害受容器が刺激を受けたときに出現し, ときには神経疾患に移行して複雑化するものである.

顎関節症かもしれない患者で, 痛みを訴える人のなかには実に多様な種類の痛みがある. 筆者が思いつくだけでも以下のリストができる.

・筋痛の原因

・関節痛の原因

・受容器と神経線維：C神経線維の特性

・痛みの抑制

・関連痛

・神経因性疼痛

・頭痛

・精神疾患による疼痛

・痛みに関する性差

・中枢性感作

・線維筋痛症, 慢性疲労症候群など

顎関節症に関わる痛みの分類

　顎関節症に伴う痛みは多くの場合，Okesonの表によると体性痛のうちの深部痛に属し，そのなかの筋骨格痛に属する（**図1**）[2]．これは体性痛の神経走行に沿って分類されたものと想像する．
　ところが，この痛みのなかでも，ときどき通常の痛みの経路では理解しがたい痛みを訴える症例がある．そして，ときには全く訴えの部位とは異所の痛みが原因であったりすることもあり，「痛み」という現象の不可解さに驚かされることが多い．

筋痛の原因

　通常は，顎関節症に関わる痛みはほとんどが筋痛であると信じられている．そこで，「筋痛」について説明する．当間ら[3]によると，筋肉痛は打撲などの外傷を別にすると，運

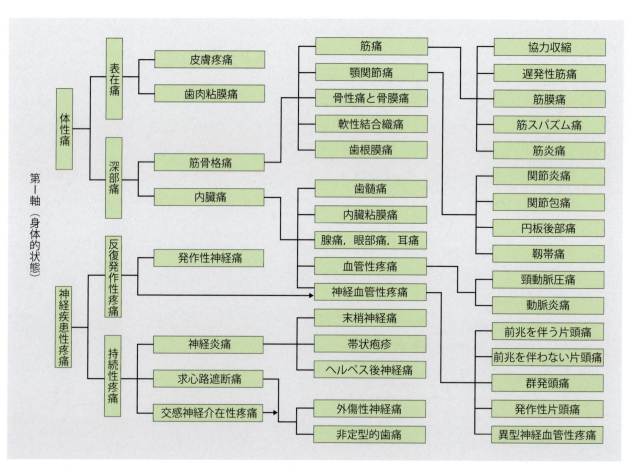

図1 口腔顔面痛の分類（第Ⅰ軸）（Okesonほか，1998[2]）

動時痛，筋・筋膜症候群，筋スパズムおよび反射性筋収縮の筋肉痛に分けられるが，根拠のはっきりしているのは反射性筋収縮と関節痛由来の筋痛のみである．

1）運動時痛

以下の2種類がある．

（1）虚血性筋収縮による運動時痛

運動時に筋収縮によって筋の虚血が起こり，乳酸などの筋肉収縮の代謝産物が蓄積して侵害受容器を刺激することで生じる筋痛である．運動をやめるとすぐに痛みは消失する．卑近な例では加圧トレーニングのように血流に制限を加えて無理に筋を収縮させると，猛烈な痛みを生じることで知られている．また，心筋梗塞では心臓の冠状動脈が閉塞しているときに心臓は動いているので，猛烈な痛みを伴うという．

（2）伸張性筋収縮による運動時痛

筋肉を引き延ばしながら収縮させる状態である．この収縮は筋の損傷を生じさせるのであり，つまり筋に怪我をさせる．昔によく行われていたウサギ跳びのような運動である．階段を降りる運動，登山の下りなどがこれに属する．経験があると思うが，このような運動をした翌日以降には強い筋肉痛があり，遅発性筋痛とも呼ばれている．

これらの運動時痛は，どちらも顎関節症の運動時痛にはなり得ない．運動をやめると痛みが消えるという点と咀嚼筋では緊張性筋収縮が生じないからである．

2）筋筋膜痛症候群（MPS）

以前は顎関節症の筋痛として考えられていた．疼くような痛みが亜急性に生じ，運動が制限される．筋肉には圧痛点（トリガーポイント）があり，このシコリを押すと飛び上がるような痛みを訴える．これをジャンピングサインという．このような現象の原因は，筋肉が損傷されて発痛物質が産生されて侵害受容器を刺激するためであると言われている．

Travell ＆ Simons[4]は筋肉に一過性の負荷が加わると筋の一部が壊れ，筋漿内部にCa^{2+}が流出して活動電位がない状態で筋の収縮が持続する結果であり，虚血性筋収縮が生じて疼痛が生じると述べている．一時期は疑うことなく信じられていたが，現在ではこの説明に科学的根拠がないということで，否定的な意見が主流となっている[5]．

3）筋スパズム

以前は顎関節症に伴う筋痛の原因といわれていたが，咀嚼筋で筋スパズムが生じることはないとされている．また，全身疾患や代謝産物の蓄積などでも筋スパズムは生じる．最近経験したものでは，破傷風による牙関緊急によって開口障害と関節痛を訴えた例が

あった．これは通常の顎関節症ではないので，鑑別するべき疾患である．

4）反射性筋収縮

顎関節のような深部組織が損傷されると，病変近くの筋収縮が持続する（屈筋反射）．交感神経活動も高まり，筋内の微小血管も収縮する[3]．その結果，阻血性筋収縮が生じて疼痛が生じる．さらに，交感神経節からのノルアドレナリンが分泌されて痛みが強調される．つまり，深部組織損傷によって筋自体が痛みの原因となって屈筋反射と交感神経活動の増強を助長して，ますます痛みが持続することになる．

筆者は今までに示した筋痛の原因のうちで最も信頼できる要素が，この反射性筋収縮であると考えている．その理由は，筋痛が強い症例に，別の目的で顎関節部に局所麻酔を施したところ筋痛が消失した例を複数例で経験したからである．つまり，トリガーポイントの存在と筋痛とは別問題であると考えている．ときには顎関節の局所麻酔でトリガーポイントの消失を見る例も，少なからずあった．

5）関節痛由来の筋痛

先の反射性筋収縮とは共通するところが多いが，この考えを補強するような論文がある．伊藤[6,7]はラットを用いて顎関節部に炎症が生じた状態では三叉神経節内部にTNF-αが生じて，それが咬筋痛に関与すると報告している．これは経由する神経節は異なるものの，膝関節症における周囲筋痛についての半場の著書[8]と一致している．

これらの報告は従来の（先の項で示したような），筋肉を過剰に使用することによって筋痛が生じるという概念とは根本的に異なっている．過剰に筋肉を使うと，たしかに筋の硬結等は生じる可能性があるが，これは顎関節症に特徴的な筋痛とは異なるように思う．

顎関節症における筋肉痛が関節痛由来であるとすれば，従来筆者が抱いていた疑問が解決する．たとえば，運動療法を用いて関節包内部の滑液循環を促して関節の疼痛を減少させると，咬筋の硬結が消失する．咬筋のストレッチと考える研究者もいるが，咬筋のストレッチであれば大開口すればすむはずであり，このような効果を期待することはできない．また，顎関節部への局所麻酔の注射やコールドレーザーの照射で咬筋痛が軽減するなどの現象から考えてみても，関節痛由来の咀嚼筋痛が顎関節症の筋痛と考えてよい．

顎関節痛

通常の顎関節症で関節痛を生じる原因は，主に関節腔内部の循環障害である．原因がそれ以外であれば，鑑別が必要な他の疾患を疑う．たとえば，化膿性顎関節炎や外傷由来の神経障害など，顎関節症以外の疾患群である．

持続的な関節痛は，基本的に顎関節症の顎関節部疼痛は図2のように関節空隙の狭小によって生じる．特に，図3のような関節円板後部組織の圧縮によって生じる貧血が原因のことが多い．この貧血が一過性であれば問題ないが，持続的に生じれば組織が炎症や壊死を起こす．基本的に持続的な循環障害は疼痛の原因となりやすい．

　開閉口運動時の疼痛は，多くの場合はスタックした関節円板を開口運動に伴って下顎頭が前方に牽引されたときに生じることが多い．さらに，開口時に癒着組織が牽引されたり閉口時に炎症を起こしている組織を圧迫したりなど，さまざまな状況が考えられる．いったん急性外傷および慢性外傷による関節痛を生じると，後に述べるサブスタンスPなどの放出による神経性炎症を生じて，痛みの遷延が起こる．

　いずれの場合にも，顎関節症における関節痛は持続的な外傷によって生じると考えてよい．

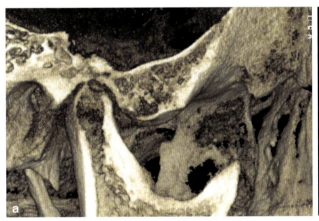
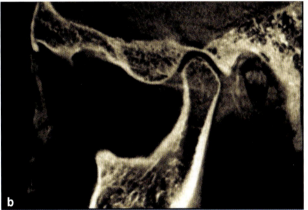

図2　顎関節痛患者の関節空隙の狭小

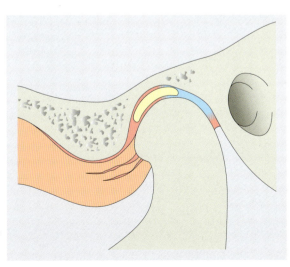

図3　関節円板後部組織の圧縮により起こる持続的虚血

痛みの神経生理学－受容器と神経線維－

痛みについて理解するには，まずは単純な神経生理学を理解すべきであろう．

1）侵害受容器の種類

痛みは侵害受容器がセンサーである．たとえば，触覚，温度，痒み（ごく最近特定できたらしい）それぞれに特定の受容器がある．痛みのセンサーは2種類ある，図4のような高閾値機械受容器とポリモーダル受容器である．通常の針を刺したようなチクとした痛覚刺激に対しては高閾値機械受容器が，侵害刺激を感知して有髄神経のAδ神経線維（図5）を介して中枢へと情報を伝える．有髄神経なので跳躍伝導を行い，刺激の伝達速度が速い．

侵害刺激に対しては，もう1種類の受容器も働く．それはポリモーダル受容器と呼ばれるセンサーで，その名の通りいろいろな種類（機械的刺激，温度刺激，化学物質による刺激など非特異的）の侵害刺激に対して反応する受容器である（図4）．局在のはっきりしない鈍い痛みを訴えることが多い，この受容器に対しては細いC神経線維が担当していて伝達速度が遅い．これらの，伝達ニューロンは一次求心性ニューロンと言われる．これらのニューロンの神経細胞体は後根神経節に存在する（図5）．

2）ポリモーダル受容器とC神経線維

顎関節症における複雑な痛みの発生と伝達や顎関節炎，および変形性顎関節症の発生機序にも関わっていると思われる．

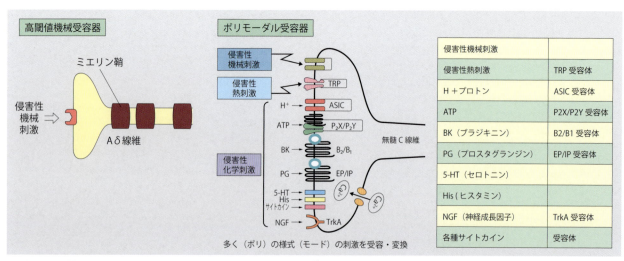

図4　高域値機械受容器とポリモーダル受容器（小山，2016[9]）をもとに作成）

	感覚様式	直径（μm）	伝導速度（m/s）
低閾値機械受容器： 有髄Aβ線維	触覚線維 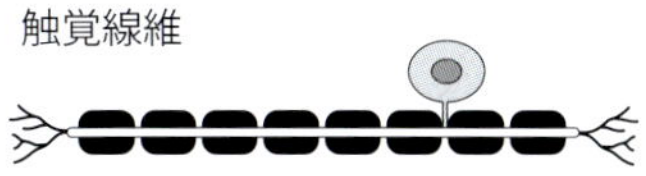	6〜12	35〜75 跳躍伝導
タイプI受容器，タイプII受容器： 有髄Aδ線維	侵害受容器（一次痛，鋭い痛み） 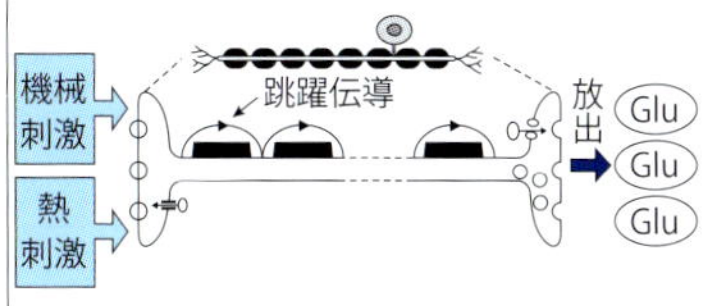 機械刺激　熱刺激　跳躍伝導　放出 Glu	1〜5	5〜30 跳躍伝導
ポリモーダル受容器： 有髄C線維	侵害受容器（二次痛，鈍い痛み，温度感覚，痒み） 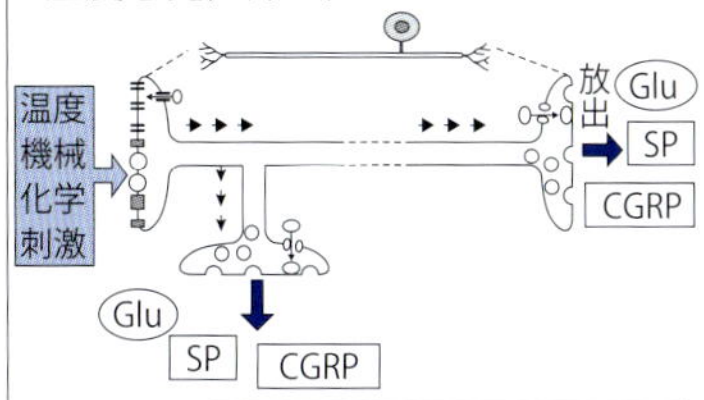 温度・機械・化学刺激　放出 Glu SP CGRP 神経伝達物質 Glu：グルタミン酸 SP：サブスタンスP CGRP：カルシトニン遺伝子関連ペプチド	0.5〜1.5	0.5〜2 連続的に伝導

図5 一次求心性線維（小山，2016[9]）をもとに作成）

熊澤[10]によるとC神経線維の系統は脊椎動物としては古い系統に属すると言われ，複雑な反応を示す．高閾値機械受容器とAδ神経線維が電気信号伝達機序によって痛み信号が中枢へと送られるのにくらべて，ポリモーダル受容器とC神経線維では電気信号伝達機序と原始的な液性情報伝達機序を併せもつために，中枢への伝達速度は遅い．

ポリモーダル受容器とC神経線維では**図6**のように，痛み信号はこの液性情報伝達機構などを介して後根神経節にて二次神経に伝達される．この段階でポリモーダル受容器からは直接，後根神経節で産生された神経ペプチド類のサブスタンスPなどが放出され，その刺激で組織内にブラジキニン，プロスタグランジンなどの炎症性メディエータが産生される．そして，これらの物質は再びポリモーダル受容器を刺激するので，痛みと炎症が長引くこのような反射機構を「軸索反射」という．

いくつかのポリモーダル受容器がセットになって一つの神経細胞に連絡されている（**図7**）ので，1カ所のポリモーダル受容器が侵害刺激を受けたにもかかわらず，周辺のポリモーダル受容器からもサブスタンスPが放出され，侵害刺激を受けていない部位にも炎症が生じる．卑近な例では，猫に引っかかれた後から生じるミミズ腫れが理解

第7章　顎関節症の痛み

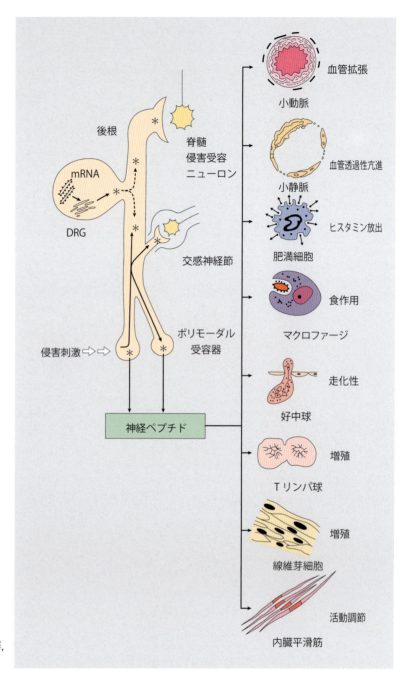

図6　痛覚受容器の効果器作用（熊澤，1996[10]）

しやすいかと思う．このような炎症の広がりを「フレアー」という．

3）神経因性疼痛

さらに，図5にあるようにポリモーダル受容器はC神経線維とつながっており，それは交感神経節にも連絡されているので，痛み刺激が慢性的に加わると神経可塑性によって交感神経依存性疼痛の発生に関わるのではないかとも言われている．ポリモーダ

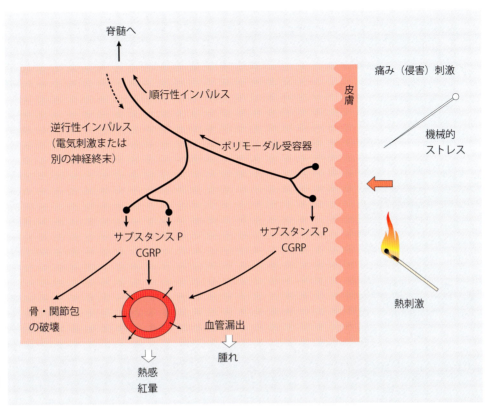

図7 軸索反射（花岡ほか, 1996[11]）

ル受容器には交感神経が放出するアドレナリンの受容体が存在しないので，機械的ストレスがあっても痛みは出現しないのだが，神経障害や神経可塑性などの病態時にはアドレナリン受容体が出現するため，交感神経依存性疼痛が生じると言われている[10]．

さらに，C神経線維の二次侵害受容ニューロンは神経可塑性によって痛みの遷延や痛覚過敏を起こすことも知られていて，わけのわからない顎関節痛を含む顎顔面痛の解釈に考慮するべき要素である．たとえば，智歯抜去後に抜歯窩は治癒しているが複合性局所疼痛症候群（Complex regional pain syndrome；CRPS）と呼ばれる難治性の疼痛を生じて，その痛みが顎関節や顔面に広がって判断と処置に困ったという報告がある[12]．

痛みの抑制

痛みの抑制系には，ゲートコントロールシステムと下行性疼痛抑制系がある．

1）ゲートコントロールシステム

図8のように，細いC神経線維痛やAδ神経線維からの痛みシグナルはSG（脊髄後角膠様質）細胞を介して脳にシグナルを伝えるT（中枢投射）細胞に伝達される．ところが，皮膚をこすることで触覚に関わる太い神経線維Aβからの強いシグナルが，SG

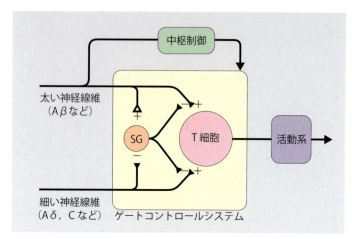

図8　ゲートコントロール説の機序（伊藤，2012[13]）

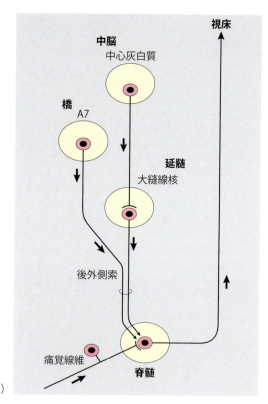

図9　下行抑制系（横田，1990[14]）

細胞やT細胞に伝わると抑制に働いて脳に伝わるべきシグナルが伝わりにくくなる．つまり，SG細胞がゲートの役割をしてコントロールされるという説である．

2）下行性疼痛抑制系

　中脳中心灰白質と呼ばれる部位が脳内の下行抑制のスタート部で，扁桃体や視床下部からの影響で図9のように中脳から延髄を介して2次ニューロンのシナプスに働きかけるルートと，中脳や橋から延髄を介さないで2次ニューロンのシナプスに働きかけるルートがある．

　働きかける方法は，前者がノルアドレナリンの放出であり，後者がセロトニンの放出である．これらの物質は2次ニューロン接合部では抑制性に働くが，末梢に放出されると興奮性，つまり痛みの誘発に働く．この違いはそれぞれの部位で受容体（センサー）の種類が異なるためと言われている．いずれにしても，これらの物質はうつ病患者の脳内シナプスにおいて不足しているので，セロトニンやノルアドレナリンの再取り込みを防ぐ抗うつ薬として投薬されている．

　下行抑制を賦活し，鎮痛作用を目的として抗うつ薬を投与することがある．慢性痛をもつ顎関節症や口腔顔面痛の患者への三環系抗うつ薬の投与が有効なゆえんでもある．

3）その他の鎮痛システム

　末梢でのオピオイド受容体の増加とか脳内のβエンドルフィンの分泌，ストレス鎮痛

などがあるが，顎関節症における疼痛とは関わりがない．

関連痛（異所性疼痛）

　関連痛は基本的には内臓痛が体表部の痛みとして認識された状態のことである．ところが，Travellらの著書[4]はトリガーポイント遠隔部位に疼痛が生じることを実験的に示し，これを関連痛と表現した．筆者はこのTravellらの概念を，常識的な関連痛として捉えている．

　歯科の領域で，内臓痛が体表部の疼痛として表現される関連痛のなかで最も重要なのは，心臓性歯痛である（図10）[15]．虚血性心疾患に伴う歯痛で，問診票を埋めることで診断ができる．生命に関わる歯痛なので迅速で正確な診断が求められる．

　また，Travellらの概念による関連痛は，ボランティアに対する生体実験で確認されたもので，口腔顔面領域では図11のようにトリガーポイントと発痛部位が大きく異なることがある．この図を参考にすると，患者が訴えている痛みの発生源を探れることがある．顎関節症やわかりにくい歯痛の診断には，必須の知識である．

神経因性（神経障害性）疼痛

　神経因性疼痛は顎関節症には含まれないので，除外診断するべき項目として知っておくべき痛みである．

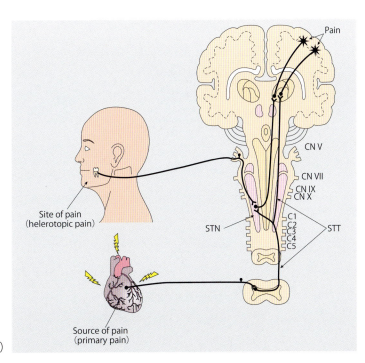

図10　心臓性歯痛（村岡，2013[15]）

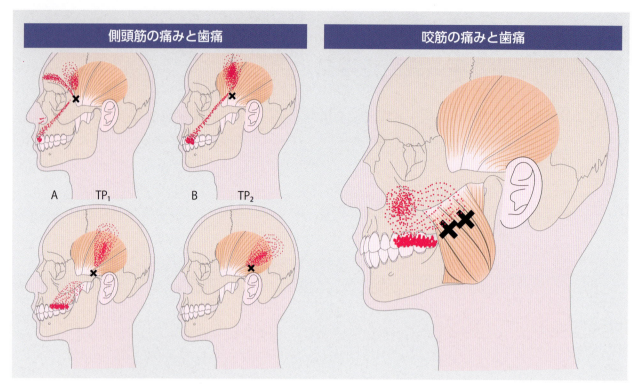

図11 異所痛（Travell ほか，1983[4])）

　国際疼痛学会（2011）によると，「体性感覚神経の病変や疾患によって生じる疼痛」と定義されている．痛覚伝道路が受傷や感染などによって機能不全を生じて，独特の痛みを起こしている状態である．明らかに侵害受容性疼痛や炎症性疼痛とは異なる難治性疼痛である．

　口腔顔面痛領域ではBenoliel ら[16)]は，口腔顔面領域の神経障害性疼痛を以下の項目に分けている．

1）三叉神経痛

　通常は第Ⅱ枝上顎神経，第Ⅲ枝下顎神経の片側性が多い．罹患領域の皮膚などに軽く触れることで，発作が生じる．痛みは電撃様で発作後は不応期があり，触れても発作を生じない．三叉神経の神経根を蛇行した血管が接触することで発症する．ときには腫瘍が圧迫して発症することがある（症候性三叉神経痛）．カルバマゼピン（テグレトール®）が有効である．

2）前三叉神経痛

　上顎または下顎の持続性の鈍い感じの歯痛があって，次第に典型的な三叉神経痛に変わっていく．

3）舌咽神経痛

　痛みの出現の状況は三叉神経痛に似ているが，部位が迷走神経の耳介咽頭枝である耳，舌根，扁桃窩，下顎角下部に出現する．治療は三叉神経痛と同様である．

4）中間神経痛

　発作時には耳の深部に疼痛が出現する．特に外耳後壁を刺激すると発作が出る．この痛みは顎関節部の深部と部位が似ているために，鑑別が必要である．

5）舌痛症（口腔灼熱感）

　この病名を冠した専門の学会もあって，難しい病気の代表格である．口腔灼熱感という用語が一般的なので，この用語で説明する．AAOP のガイドライン第 6 版 [17] では「口腔灼熱感は口腔粘膜の灼熱感で表される一般的な異体感症で，明らかな粘膜の異常や検査所見がなく，ときには痛みとして知覚される．しかし，最も一般的には舌に症状が出て，他の粘膜は徴候性かもしれない」とある．

　二次性口腔灼熱感はカンジダや糖尿病，貧血，ビタミン欠乏症，口腔パラファンクション，アンギオテンシン変換酵素阻害薬（ACE 阻害薬）の使用，ドライマウスを起こす薬の使用および精神的ストレスあるいは精神疾患に伴うことが多い．しかし，これらの要素をすべて除いても症状がある場合には，一次性口腔灼熱感と分類される．

　治療法は二次性口腔灼熱感に対しては原疾患を徹底的に取り除くことが主になる．しかし，一次性口腔灼熱感に対しては今のところ決定打がなく，主として向神経薬や向精神薬の投薬になる．しかし，星状神経節ブロックが有効であるとの報告もあり [18]，今後の臨床的研究が待たれるところである．

6）外傷性神経因性疼痛

　痛みの神経生理学の部分ですでに述べたので，参照してほしい．

7）神経炎後神経痛

　歯科領域では帯状疱疹後神経痛（PHN）の例が多い．帯状疱疹は半月神経節に潜んでいる帯状疱疹ウイルスの感染症で，急性期では熱感や違和感とともに三叉神経の走行に沿って皮疹が出現し，神経障害性疼痛が生じる．慢性期になると皮疹は消失し，肉眼的な異常所見はなくなるが，帯状疱疹後神経痛が生じて感覚異常や神経障害性疼痛が残ることがある．

第7章 顎関節症の痛み

頭痛

国際頭痛分類第3版日本語訳が2014年に出版された[19]．これまでの分類と比較してみると，項目そのものの大きな変化はないのだが，随所に新しい考え方が表現されている．顎関節症を考えるうえで重要な部分を抜き出して述べる．

全体は3部に分けられており，ここでは顎関節症と関係の深い項目のみ抜き出して，簡単に解説する．

1）一次性頭痛
（1）片頭痛

前兆のあるタイプと，前兆のないタイプがある．頭痛発作は4～72時間持続する．大抵は片側性，拍動性の頭痛で中等度から重度の強さの強さであり，随伴症状として悪心，光過敏や，音過敏を伴う．前兆は一般的には視覚前兆の閃輝暗点として現れる場合が90％以上ということである．

前兆のない片頭痛は月経とも関連がある．また，片頭痛は以前は血管性の疾患と考えられていたが，最近では疼痛伝達経路の感作によると考えられるようになり，中枢神経系に由来すると考えられるようになった．

（2）緊張型頭痛

ごく普通の頭痛．正確なメカニズムは不明．圧痛は非発作時にもみられ，頭痛の強さと頻度とともに強くなって実際の頭痛の発作中にさらに悪化する．頭蓋周囲の圧痛は前頭筋，側頭筋，咬筋，胸鎖乳突筋，板状筋，僧帽筋に圧痛がある．圧痛が増強する理由は不明．頭痛の領域は図12のように頭部を取り囲むようにある．頭痛は頭部を振るな

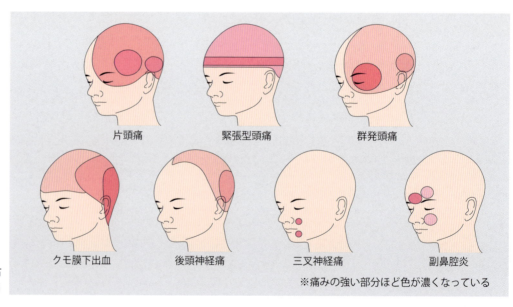

図12 頭痛の分布
（下村ほか，1997[20]）

※痛みの強い部分ほど色が濃くなっている

どの日常的な動作で増悪することはない.

（3）三叉神経・自律神経性頭痛

群発頭痛，発作性片側頭痛など細かく分類されている．代表的な「群発頭痛」について説明する.

群発頭痛は片側性のひどい頭痛が眼窩部，眼窩上部，側頭部のいずれか1つ以上の部位に発現し，15～180分持続する．頻度は1日に1～8回である．発作時に頭痛と同側に結膜充血，流涙，鼻閉，鼻漏，前額部発汗，縮瞳，眼瞼下垂などを伴う．ホルネル症候群に似ているが，若干異なる.

特徴的なのは群発期は数週～数カ月続き，次の群発期まで数カ月～数年の間が開く．さらに，発作時に高濃度の酸素を吸入することで痛みが消失するので，鑑別診断に用いることができる．男性に多く，発作はアルコール，ヒスタミン，ニトログリセリンで誘発される場合がある.

（4）その他の一次性頭痛疾患

さまざまなタイプの一次性頭痛が報告されていて人の体の多様性をうかがわせるが，頭痛の専門家でない歯科医師は診断できない.

2）二次性頭痛

他の疾患の症状として生じる頭痛である．たとえば，脳腫瘍，脳炎，脳内出血など致命的な疾患による場合がある．その他にも鞭打ちや低髄液圧による頭痛もある．さらに，副鼻腔や歯などの疾患による頭痛や顎関節症による頭痛も含まれている．ここでは顎関節症に関わる二次性頭痛を示す.

（1）物質またはその離脱による頭痛

単純性鎮痛薬乱用頭痛，アセトアミノフェン乱用頭痛，非ステロイド性消炎鎮痛薬（NSAIDs）乱用頭痛，複合鎮痛薬乱用頭痛，カフェイン離脱頭痛などがある．国際頭痛分類には記載されていないが，筆者の患者では精神安定薬として投与されているデパス®などのベンゾジアゼピン系薬剤は常用量依存があるので，離脱時に頭痛を訴えることがある.

（2）頭蓋骨，頸，眼，耳，鼻，副鼻腔，歯，口あるいはその他の顔面・頸部の構成組織の障害による頭痛あるいは顔面痛

歯・顎の障害による頭痛，顎関節症による頭痛，茎突下顎靱帯炎による頭痛または顔面痛．このあたりの痛みは顎関節症との鑑別に特に気をつけなければならないジャンルであり，診断能力を必要とする.

（3）精神疾患による頭痛

身体化障害による頭痛とされているが，筆者は本分類は精神科の分類ではないので，正確とはいえないと考える.

3）有痛性脳神経ニューロパチー，他の顔面痛およびその他の頭痛

すでに述べた神経因性疼痛の項を参照してほしい．

精神疾患による疼痛

第5章ですでに述べたが，以下の3項目が精神疾患による疼痛と考えてよいだろう．
・大うつ病性障害
・身体症状症（従来の身体表現性障害と考えてよいと思う）
・物質関連障害群（薬物使用の中毒）

痛みの性差

第1章でも述べたが，女性ホルモンのエストローゲンが女性の痛みに対する反応を過敏にするようだ．さらに，次項に述べる中枢性感作の影響で，エストローゲン励起性過剰反応性が強調されるようである．

しかし，臨床では慢性的な侵害刺激に対して女性は敏感であるが，抜歯時の麻酔や歯科処置における侵害刺激に対しては，ある種の男性のほうが過剰に反応するようである．性差よりも性格の差の方が大きく影響するようだ．

中枢性感作

最近，慢性疼痛という現象について調べるチャンスがあっていくつかの文献をあたって見たところ，興味ある現象がわかった（第2章参照）．痛みを起こす刺激が長く続くと，はじめに中枢神経に変化を来して（主にC神経線維の系統），時間的加重（Temporal Summation）という現象（wind up）によって末梢性感作が生じる．痛みが続いていると過敏になって，ちょっとした痛みを激しい痛みに感じると言うような現象である．これは痛みの原因がなくなるとすぐに消退する[21]．ところが痛み刺激がさらに長引くと，中枢神経系に神経可塑性による痛みの記憶が生じる．これを中枢性感作と呼ぶが，これによって生じた痛みなどの治療は困難を極める．

痛みの記憶と言ったが，この記憶はシナプス伝達の長期増強（Long Term Potentiation）と呼ばれ，もともとは海馬での記憶や学習のメカニズムでわかってきたことである[22]．この記憶（LTP）が痛み領域で生じれば慢性痛が生じ，歯の接触感や顎関節部の位置感覚などの違和感が知覚神経を経て，感覚野に記憶されれば咬合違和感として自覚症状が発現する（歯の接触感以降の記載は筆者の推測）．

多くの文献で顎関節症における筋痛と中枢性感作の関係を調査しており，筋痛の範囲が広がったりアロディニアの症状が出現したりする可能性を論じている．さらに，慢性

筋筋膜痛の顎関節症では疼痛時間加重の後に中枢性感作が生じると述べており，部分的な線維筋痛症との関連を調べている．

　これらの文献を読むと，いわゆる難症例の顎関節症の多くは中枢性感作によるところが大きいように思える．

線維筋痛症（fibromyalgia）

　AAOPのガイドライン第6版[17]の用語集では，「全身性，両側性で体の上半身，下半身共に広がった筋骨格性の痛みで体の規定の18カ所のポイントのうち少なくとも11カ所の強い圧痛がある」としている（図13）．しかし，アメリカのメイヨー・クリニックのホームページによれば，最近ではこのような検査を行わなくても，体全体に痛みがあって，それが3カ月以上続けば線維筋痛症と診断してもよい，というようになってきている．線維筋痛症は不眠を伴いやすく，徐々にうつに陥りやすいので，うつにつきものの疲労感や頭痛がある．今のところ原因不明とされているが，脳内の何らかの機能障害説が有力である[23]．

　歯科臨床では顎関節症の筋肉の圧痛が強い例として認識されることがある．線維筋痛症の研究者のなかには，一部の顎関節症の筋痛を部分的な線維筋痛症と考えているグループもある．また，患者も頭痛や顔面痛を顎関節症の筋痛として捉え，歯科を訪れることがあるので，注意が必要である．歯科的アプローチは全く無効なので，線維筋痛症が疑われたらリウマチの専門医に紹介したほうがいい．

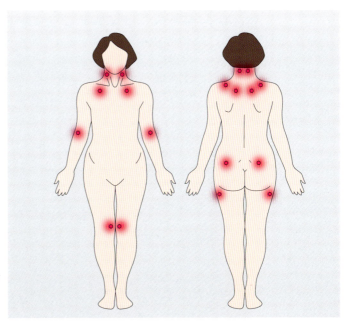

図13　線維筋痛症の圧痛点(アメリカリウマチ学会分類基準，1990)

文献

1）牛田享宏ほか．心因性疼痛を考える：用語としての認知性疼痛の提案．PAIN RES. 2018；33(3)：183-192.

2）古屋英毅，波多野泰夫監訳．ベルの口腔顔面痛－痛みの診断と対処法－　第5版．クインテッセンス出版，1998.

3）当間　忍ほか．痛みと運動機能．臨床神経科学．1996；14(9)：50-53.

4）Travell JG, Simons DG. Myofascial pain and Dysfunction: The trigger point manual. Williams & Wilkins, 1983; 32-44.

5）Quintner JL, et.al. A critical evaluation of the trigger point phenomenon. Rheumatology (Oxford). 2015; 54(3): 392-399.

6）Ito R, et al. Tumor necrosis factor alpha signaling in trigeminal ganglion contributes to mechanical hypersensitivity in masseter muscle during temporomandibular joint inflammation. J Oral Facial Pain Headache. 2018; 32(1): 75?83.

7）伊藤玲央．顎関節炎によって惹起される咬筋痛覚過敏に対する三叉神経節内 TNF-αの関与．日大歯学．2017；91：59-64.

8）半場道子．慢性痛のサイエンス　脳からみた痛みの機序と治療戦略．医学書院，2017.

9）小山なつ．増補改訂新版　痛みと鎮痛の基礎知識．技術評論社，2016；73，76.

10）熊澤孝明．痛みの受容器と一次求心ニューロン．臨床神経科学．1996；14(9)：995-998.

11）花岡一雄，田上　恵編．痛みの概念の整理．真興交易医書出版部，1996；41.

12）高橋　完ほか．智歯抜歯後に発症した CRPS の2症例．日ペインクリニック会誌．2002；9(1)：16-19.

13）伊藤和憲．よくわかる痛み・鎮痛の基本としくみ．秀和システム，2012；117.

14）横田敏勝．臨床医のための痛みのメカニズム．南江堂，1990；39.

15）村岡　渡．心臓性歯痛．日本口腔顔面痛学会編．口腔顔面痛の診断と治療ガイドブック．医歯薬出版，2013；182-185.

16）Benoliel R, et al. Neuropathic orofacial pain. Sharav Y, Benoliel R ed. Orofacial pain & headache. Mosby, 2008; 255-294.

17）The American Academy of Orofacial Pain. Orofacial pain: Guidelines for assessment, diagnosis and management, 6th ed. Quintessence publishing, 2018.

18）Walega DR, et al. Bilateral stellate ganglion blockade for recalcitrant oral pain from Burning Mouth Syndrome: a case report. J Oral Facial Pain Headache. 2014; 28(2): 171-175.

19）日本頭痛学会．国際頭痛分類　第3版　beta 版．医学書院，2014.

20）下村登規夫，高橋和郎．頭痛をどう捉え，どう治すか．金原出版，1997；52.

21）半場道子．痛みの管理への新しい視点　c-fos 発現と痛みの早期治療の重要性．The Quintessennce. 1999；18(9)：47-61.

22）藤田一郎監訳．知覚．Eric R. Kandel ほか著，金澤一郎，宮下保司監修．カンデル神経科学．メディカル・サイエンス・インターナショナル，2016；1448-1454.

23）松本美富士．線維筋痛症：病因・病態の進歩と治療の現状．臨床リウマチ．2015；27：239-252.

● 基礎編

第8章　顎関節症の鑑別診断

　これまで述べてきたように，顎関節症は複雑な症状を示し，ときには患者の精神状態の影響を受けたりコントロールが難しい病気なので思うように改善しないこともあり，病状が長引くことが多い．顎関節症以外の病気を顎関節症とする誤った診断のもとに行った治療で，改善しないために症状が長引いている可能性もある．そこで，はじめに除外診断をしっかり行った後に顎関節症の診断，治療を行うべきである．除外するべき疾患は，日本顎関節学会が**表1**[1]のように示している．

　このなかの多くは，本書でもすでに紹介した疾患群である．その他にも筆者が関わった重大な疾患は破傷風である（**症例2**）．

表1　顎関節症と鑑別を要する疾患あるいは障害（2014）（日本顎関節学会，2018[1]）

Ⅰ．顎関節症以外の顎関節・咀嚼筋の疾患あるいは障害
　　顎関節・咀嚼筋の疾患あるいは障害（2014年）参照

Ⅱ．顎関節・咀嚼筋の疾患あるいは障害以外の疾患
　1．頭蓋内疾患　出血，血腫，浮腫，感染，腫瘍，動静脈奇形，脳脊髄液減少症など
　2．隣接臓器の疾患
　　　1）歯および歯周組織　歯髄炎，根尖性歯周組織疾患，歯周病，智歯周囲炎など
　　　2）耳疾患　外耳炎，中耳炎，鼓膜炎，腫瘍など
　　　3）鼻・副鼻腔の疾患　副鼻腔炎，腫瘍など
　　　4）咽頭の疾患　咽頭炎，腫瘍，術後瘢痕など
　　　5）顎骨の疾患　顎・骨炎，筋突起過長（肥大），腫瘍，線維性骨疾患など
　　　6）その他の疾患　茎状突起過長症（Eagle症候群），非定型顔面痛など
　3．筋骨格系の疾患　筋ジストロフィーなど
　4．心臓・血管系の疾患　側頭動脈炎，虚血性心疾患など
　5．神経系の疾患　神経障害性疼痛（三叉神経痛，舌咽神経痛，帯状疱疹後神経痛など各種神経痛を含む），筋痛性脳脊髄炎（慢性疲労症候群），末梢神経炎，中枢神経疾患（ジストニアなど），破傷風など
　6．頭痛　緊張型頭痛，片頭痛，群発頭痛など
　7．精神神経学的疾患　抑うつ障害，不安障害，身体症状症，統合失調症スペクトラム障害など
　8．その他の全身性疾患　線維筋痛症，血液疾患，Ehlers-Danlos症候群など

第8章　顎関節症の鑑別診断

症例 1

患者：68歳，男性．近医より「左側クローズドロックの疑いという」という紹介状をもって来院した（1-1）

既往歴：高血圧

現病歴：患者によると来院10日前に7̲が6̅にぶつかっていたので上顎左側の大臼歯を抜歯し，その2～3日後（紹介日の約1週間前）から開口障害が発生したということである

現症：口腔内はきわめて不潔

自発痛；左側顎関節部付近

圧痛；左側顎関節部付近．ただし閉口筋群に硬結部はない

運動時痛；左側顎関節部付近にある．開口距離は1横指

パノラマX線写真；左右顎関節部には異常は認められない．上顎左側に抜歯の痕跡がある（1-2）

初診時診断：顎関節部付近部感染症

処置：抗菌薬の投与

経過：初診の3日後に自発痛が増悪し，顔面の腫脹が出現した．また，咬頭嵌合位で閉口できないようになっており，側頭下窩付近での炎症が疑われた（1-3，1-4）．手遅れになると死に至る可能性があるので，ただちに大学病院口腔外科に連絡を取り入院，切開排膿の手配を行った．担当口腔外科医からの手紙では，口腔内から切開し大量の排膿を認め，抗菌薬の点滴を続けて感染源と思われた抜歯窩の掻把を行ったとのことであった

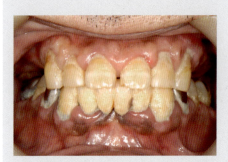

1-1　初診時の口腔内

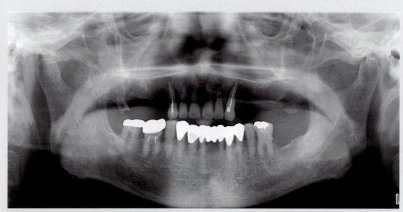

1-2　初診時のパノラマX線写真

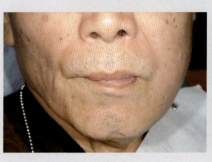
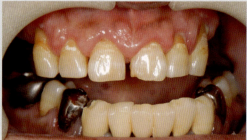

1-3　初診3日後の顔貌
1-4　初診3日後の開口時

症例 2

患者：64歳，男性（2-1）
既往歴：特になし
現病歴：初診時より，毎月1回の頻度で真面目にメインテナンスに通院．健康状態も良好で口腔内も開口量を含めて，これまでに異常所見はなかった（2-2）
症状：

　ある日，患者本人から，突然口が開かなくなってしまのでみてほしいとの電話があり，すぐに来院した．足に力が入らず，奥様に肩を借りて歩いて来院し，1週間前から物が2重に見えるようになり眼科へ行ったが，神経関係も異状なく，眼科からの紹介で脳神経外科にて脳のMRI検査をしたが異常は認められなかったとのことであった．足には前日から力が入らなくなりはじめ，口はその日の朝から全く開かなくなってしまった．2-3のパノラマX線像からもわかるように，右足の痙攣による小刻みな体動があった．咬筋の板状硬結，強制開口一横指であった．

　この状態で，筆者が主治医より電話にて相談を受けた．筆者は破傷風などの感染症を疑うと伝え，主治医は近くの医科病院へ紹介し，検査を受けることとなった．主治医が紹介状を書いていた最中にも，痙攣で舌を噛み出血するような状態であった．

　紹介を受けた病院では感染症の検査を行わず，急患担当医は開口障害から顎関節症を疑うということで，当日に患者を帰宅させた．しかし，症状はさらに悪化し近くの医科病院を受診，そこで担当医が緊急性を感じ，救急車で総合病院に搬送され，ICUに入院したが，破傷風の診断名がついたのは結局ICUに入院して1週間後だったとのことである．この患者は，入院中に亡くなったそうである．

（本症例は中澤正博先生による）

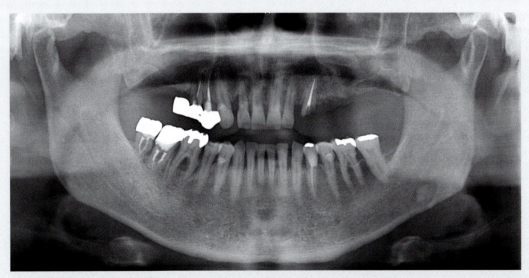

2-1　初診時パノラマX線像

第8章 顎関節症の鑑別診断

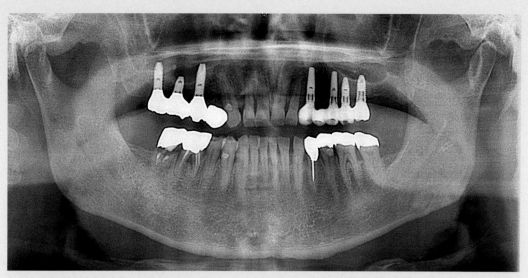

2-2　発症前のパノラマX線像

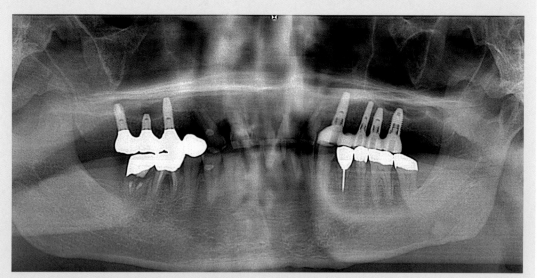

2-3　急性開口障害で来院時のパノラマX線像

　実際の臨床では，このほかにもさまざまな疾患をもつ患者たちが顎関節症らしき症状を訴えて来院する可能性がある．十分に気をつけて正しい診断をしなければならない．

文献

1）日本顎関節学会編．新編　顎関節症　改訂版．永末書店，2018．

● 基礎編

第9章　咬合関連不快感

　筆者の診療所に顎関節症として来院される患者のなかには，前医による歯科処置の後に咬合不快感，下顎位不快感・異常などの症状と何らかの全身症状を主訴としていて，ドクターショッピングを重ねている方がいる．ここでは，咬合に対して違和感を訴える患者に対する考え方を述べる．

　日本補綴学会では咬合違和感症候群としてポジションペーパー（学会としての公式見解）を発表しており[1]，そのなかで最終的には精神的問題点を重要視しているようである．つまり，日本補綴学会では自分の咬合に対して違和感があり，それを訴える状態を疾患として考えているようである．また，玉置らはこれを異体感症（ディセステシア，dysesthesia）と呼び，メンタルな問題を重要視している[2]．

　前述のように，筆者の診療所には自分の咬合に対して何らかの違和感があって来院する患者がかなり多い．残念ながら以前はきちんと対応できなかったが，最近になって問題点が整理できて論理的な対応ができるようになった．

咬合の違和感や不快感を訴える患者の分類

　このような患者は，大きく2種類に分けられる．I軸とII軸である．I軸は身体疾患，II軸は精神疾患であるが，この鑑別は最も重要で，いろいろな治療を試みたあげくに，改善しないから精神的な問題だろうということで精神科を紹介しても，紹介された精神科でも対処の道がない（第5章参照）．また，すでに咬合調整などの歯科治療を受けてしまっていることが多いので，身体疾患に伴う心身症なのか身体化なのかの区別が難しい．

　筆者の経験した咬合違和感を訴える患者で，明らかな精神病の症例もあったし，他院で精神疾患だろうと言われて転院したが診察したところ歯科的な疾患であった例もある．おそらく精神科医も歯科医師も，その境界はわかりにくいのだろう．

1) 身体疾患（Ⅰ軸）

（1）器質的異常

顎関節の異常，筋肉の異常，咬合の異常などによる違和感．歯科医師の能力不足で患者の訴えの本質を見抜けなかった例が多い．

（2）神経系の異常

中枢性感作などで脳の感覚野に誤った情報がすり込まれている場合には，歯科医学的にそれを見抜くことは難しい．精神疾患として扱われる場合が多いと思われる．

2) 精神疾患（Ⅱ軸）

知人の精神科医によると，身体化として咬合違和感があるのは統合失調症，妄想性障害などであろうということであった．

筆者の診療所には咬合違和感を訴えて来院する症例はかなり多くあるが，初診時から精神疾患であろうと思わせる異常は少ない．まれに，「この歯が当たると腰が一回りする」とか，「噛みあわせがずれると耳の中から皮が出てきて顔の周りを回る」など，明らかに常識的ではないことを言う人もいた．多くの例ではすでにたくさんの歯科医師による歯冠修復や咬合調整を受けているので，はじめからⅡ軸であると診断できる症例は少ない．

身体疾患としての咬合違和感

身体疾患としての咬合違和感には前述のように2種類ある．具体的な症例を供覧したい．

1) 器質的異常

咬合違和感を患者が訴えても，術者側の能力不足で異常を発見できていない例が多いように思える．見かけ上の閉口位は安定しているように見えても，解剖学的に不安定な状態にある場合がある．このような状態は，術者が徒手で下顎頭を中心位に誘導したつもりでも，下顎窩と下顎頭の位置関係が不適切な場合がある．

さらに，下顎窩内部での小さな病的状態があると，患者は違和感を訴え続ける．この診断は難しいので，いったんは顎関節症として判断し，あらためて診査診断を行い，下顎窩内部を保護するような治療をしてから咬合の診査をすると，違和感が改善することがある．

症例 1

初診時：50歳，女性．主婦

主訴：顎の動きを調べてほしい，噛みあわせの高さが高いので削ってほしい

既往歴：初診の20年以上前からガスター®などの抗潰瘍薬を常用している．初診の3年前から神経科に通院中で，ドグマチール®を中心に向精神薬を服用中

現病歴：

- 初診の5年前に歯周病にて上下顎歯牙の抜歯を受け，その後処置で納得ができないことが多くあり，数軒の歯科で義歯の装着やブリッジなどの治療を受けたが，徐々に顎関節部に痛みが出て，首まで痛くなってきた
- 顎関節症の専門医や大学病院の咬合の専門家を訪れて処置を受けるが，体調がますます悪くなって一日中家にこもる状態になった
- その後も大学病院巡りを行い，ついには気のせいだろうと処理された
- 補綴で有名な開業医を訪れて，しっかりした暫間被覆冠を作ってもらった
- インターネットで下顎運動を調べて治すという歯科医師を探し，そこからの紹介で来院した
- ご主人に抱えられて来院した
- ここまでに5年間，日本中の大学病院と開業医を訪れた．こういう場合は，筆者に治せる自信はない
- 本当の主訴；咬合異常に起因する体調の悪さ（だるい，吐き気，しびれなど），食事ができない

現症（1-1〜1-4）：

- 左右顎関節部にクリック
- 自発痛；頸部，肩，腰，手のしびれ

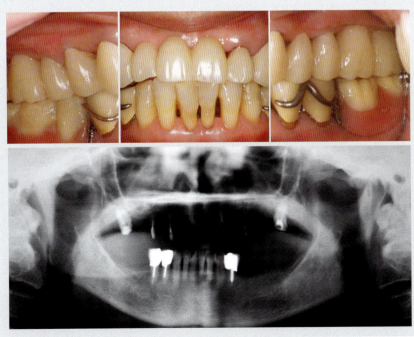

1-1〜1-4 初診時の口腔内写真およびパノラマX線写真

症例 1

- 圧痛；右顎関節部，左右咬筋，内側翼突筋，左側側頭筋，頸部
- 下顎頭の運動量は大きい

診断：左右顎関節部の圧迫による疼痛

治療：

病状解説と今後の方針：

- 咬合高径を下げること
- リポジショニング・アプライアンスによる関節腔内のコンディショニング
- 中心位の再評価
- 体力をつけるように指導
- リポジショニング・アプライアンスの装着
- スプリント調整とカウンセリング，暫間被覆冠の調整

処置と経過：

- 初診から7カ月めに銀合金の暫間被覆冠とスタビライゼーション・スプリントの装着
- 食事ができるようになったので体調はやや回復
- 初診の1年後には，体調はかなり回復
- 初診から1年半後，このところ体調悪く，右側顎関節部に痛みがひどい．それに伴って手足の痛みが出てきた
- その後，右側顎関節部や周辺の疼痛，関節雑音（クレピタス）が続いた

経過と処置：

- スプリントと理学療法，セルフコントロールの指導を行って，さらにカウンセリングも追加した

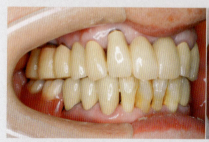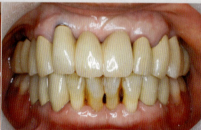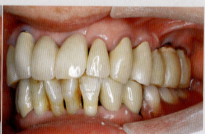
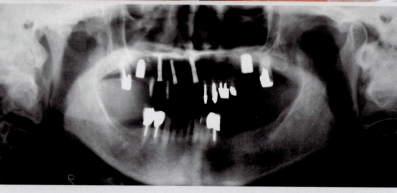

1-5～1-8　初診7年半後の口腔内写真およびパノラマX線写真（口腔内写真の半年前）

- このようにして徐々に症状の軽減があり，それに伴って咬合の変化があるので，義歯等の調整を行っていた
- 初診から6年後，かなり症状が消失していたが，ときどき右側顎関節部あたりに疼痛が生じる．この頃になると，症状が出てもセルフコントロールができるようになり，痛みに伴う全身症状がなくなった

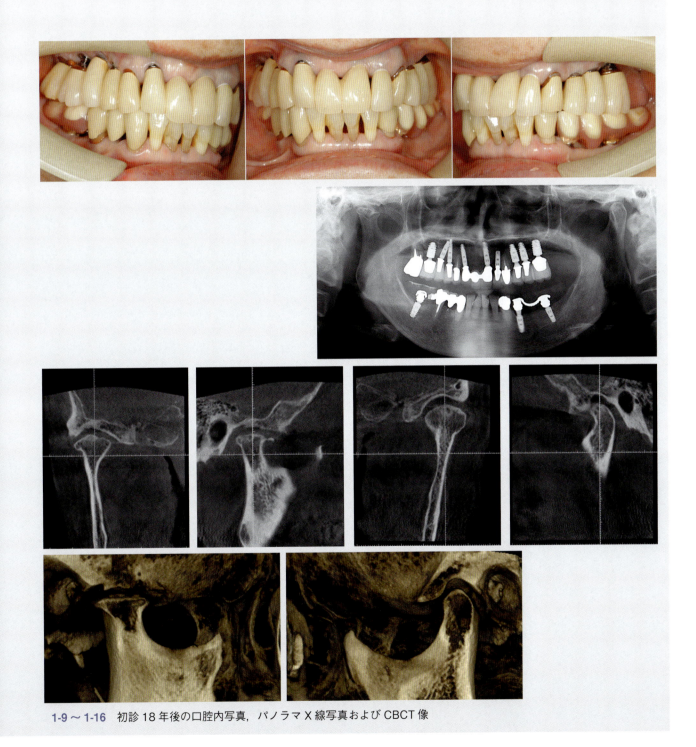

1-9〜1-16　初診18年後の口腔内写真，パノラマX線写真およびCBCT像

第9章　咬合関連不快感

・かねて念願のインプラント治療で，失った咬合を取り戻したいと考えるようになった

経過：

・初診から約7年後にインプラントによる咬合再構成に取りかかった
・初診から約7年半後，上顎大臼歯部以外に最終補綴が装着された．臼歯がレジン暫間被覆冠なので，まだ食べにくさがある（**1-5 ～ 1-8**）
・初診から18年後，パノラマX線写真でもCBCTでも右側顎関節部の著しい変形が認められる．補綴により咀嚼機能の回復が行われ，現在でも良い状態が維持されている（**1-9 ～ 1-16**）

症例のまとめ：

　この症例は長期にわたる咬合不調感が患者を苦しめ，多くの大学病院や有名歯科医師を訪れたが改善しない咬合違和感があり，さらには全身的な症状まで出現して患者をひどく苦しめていた．多くの医療機関でこの症状はメンタルな問題があるのではないかと思われていた．しかし，病状の本体はわれわれが気づくことのできなかった関節腔内部の異常，つまり身体疾患であった．

　筆者の診療所には，このほかにもこのような違和感や咬合に対する異体感症のような症状を訴える患者が多く来院される．わからないからといって，安易にメンタルな問題という解釈はすべきではないと考える．

2）神経系の異常

　一般的な歯科臨床医の習性として，いろいろと診査したが特に所見が見られない咬合違和感の症例に対して，精神的な問題を連想する．それ自体は重要なことではあるが，訴えと所見の間に関連が見られない患者のなかには，神経系の異常による自覚症状があり，その代表が中枢性感作である．つまり，脳を含む神経系に生じた神経可塑性による変化が，咬合違和感を生じさせる可能性がある．

　たとえば，通常の歯科治療を行い補綴物を装着して，たいていの患者ははじめのうちは違和感があっても，しばらくたつうちに全く違和感を訴えなくなる．これは慣れというように説明されるが，脳の体性感覚野での神経可塑性によると考えられる．Pallaらは患者が咬合変化に対して過剰な警戒感をもっている場合に，ほんの少しの変化に対しても過剰に反応するとしている[3]．この変化もまた神経可塑性によって生じ，長期間続く可能性があるとしている．

　筆者はこの考えを少し発展させて，脳での神経可塑性は中枢性感作という現象に置き換えられるのではないかと考えている．これは，疼痛におけるLTP（118ページ参照）による中枢性感作の考え方を感覚野に置き換えてみるとわかりやすい．咬合について何度も調整を受けてきた患者の脳には，舌と歯の接触感や舌房のサイズ，口唇と歯の接触

感などさまざまな情報と咬合感覚が混在して，複雑な感覚が生じていると思われる．先に述べたように，通常の人であればすぐに神経可塑性による慣れが生じるのであるが，神経可塑性が過剰なほうに働いて，中枢性感作を生じてしまうのである．通常の記憶が時間の経過とともに薄れていくのと同様に，いったん中枢性感作を受けた違和感の記憶は，時間の経過とともに薄れていく．しかし，試験勉強などで以前学習したところを忘れていても，同じ部分を読み返すことで記憶が強まり忘れにくくなるのと同様に，咬合違和感の記憶が薄れてきはじめた頃にまた咬合調整や咬合のチェックを受けると，咬合違和感が再確認されて，より深く感作されてしまう．したがって，原因不明の咬合違和感の患者だと判断した場合には，咬合のチェックはもちろん，形の変わる咬合調整などはもってのほかである．

筆者が歯科医師となってから現在に至るまで，たくさんの咬合違和感を訴え続ける患者をみてきた．今思うと何もしないほうがよかったかもしれない患者もいるし，精神科への通院を勧めた結果，来院が途絶えてしまった例も数多くある．それらの患者を思うと，安易に精神的な原因で生じている咬合違和感であろうと考えてしまったことが悔やまれる．心身症や身体化の問題ではなく，中枢における身体疾患である可能性がある患者たちに，精神的な問題点を説得しようとしていた気がする．

このような感作された脳を元に戻すには，有酸素運動が有効であると考えられる[4]．そして咬合に触らないようにして，時間の経過とともに忘れ去られるのを待つことが大切である．できれば咬合についての話題も避けたいものである．

症例 2

患者：初診時39歳，女性，主婦（**2-1 ～ 2-3**）
主訴：噛みあわせが日によって変化する．特に左へ流れる．顎の周りが重い
既往歴：顎関節症に関連があるような疾患の既往はない
現病歴：
- 3年前に左右の臼歯部の齲蝕処置を受けた後に咬合が変化し，何度も調整するがつらい日々が続いた．その数カ月後にさらに急激に咬合が変化して，食事も摂りにくくなった

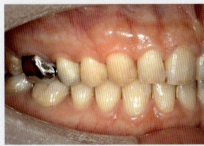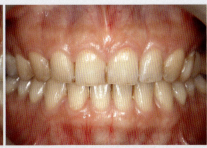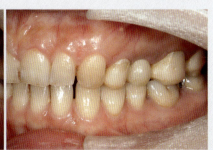

2-1 ～ 2-3　初診時口腔内写真．上顎正中に比べて下顎正中が左側にずれている．上顎歯列臼歯部にレジンを接着添加され，反対側は暫間被覆冠の状態である．側方観では臼歯部はしっかりと噛めているようである．特に異常は見当たらない

第9章　咬合関連不快感

症例 2

- MRI撮影をし，復位を伴う関節円板転位と言われた．そこで，左側の咬合が低いと診断され，左側臼歯の咬合挙上を受けた結果，右側の臼歯部が開咬状態になり，右側臼歯の咬合挙上をも行った．その後，10カ月間にわたる咬合治療の試行錯誤を受けたが改善せず，顎，頸，肩，腕に強い痛みとしびれを感じたが，病院では胸郭出口症候群と診断された
- 1年半前から咬合専門医にて咬合を調整してもらい，スプリント療法と理学療法に変わったが，咬合違和感と重い感じは変わらない

現症：
- 関節雑音；なし
- 自発痛；顎全体が重い
- 圧痛；左側顎関節部にやや圧痛あり．左側咬筋に弱い圧痛．左右側頭筋，右側内側翼突筋，左側胸鎖乳突筋，左右耳介下部に圧痛あり
- 運動時痛；なし
- 開口運動；異常なし
- その他；朝が最も楽であるが，食後に咬合が変化してしまう
- 患者のパーソナリティーは，今のところ自分の体の変化と咬合変化をいつも直接結びつけて考えてしまう癖がある．今までの経過を考えると当然かもしれないが，治療に対して過敏に反応しそうである
- 口腔内所見；上顎正中に比べて下顎正中が左側にずれている．上顎歯列臼歯部にレジンを接着添加され，反対側は暫間被覆冠の状態である．側方観では臼歯部は暫間被覆冠でしっかりと噛めているようである．特に異常は見当たらない
- パノラマX線所見（2-4）；左側下顎頭頂点に小さい吸収像がある．臼歯部は補綴してある．その他に異常は見当たらない
- CBCT所見（2-5, 2-6）；咬頭嵌合位で撮影したもののレンダリング画像をみると，パノラマと同じように左側下顎頭の前上方に小さな骨の吸収像が認められる．この

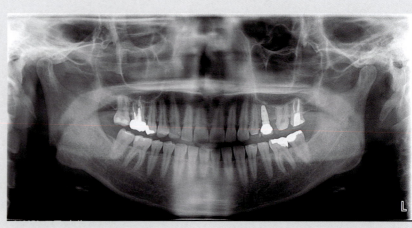

2-4　初診時パノラマX線写真．左側下顎頭頂点に小さい吸収像がある．臼歯部は補綴してある．その他に異常は見当たらない

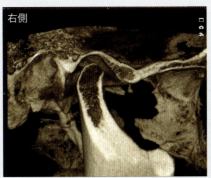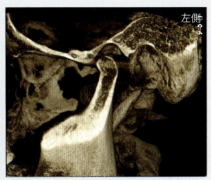

2-5, 2-6 初診時 CBCT 画像．咬頭嵌合位で撮影したものであるが，レンダリング画像を見るとパノラマと同じように左側下顎頭の前上方に小さな骨の吸収像が認められる．この部位は機能面なので食事等で機械的負荷が生じやすいところである．下顎頭の位置は機能的である．対して，右側顎関節部では下顎窩に対して下顎頭が後上方に位置し，左側に比べて関節空隙が狭い．下顎頭の変形は認められない．左側顎関節部では下顎頭が前下方にあり，まだ後方への移動が可能な状態にある

部位は機能面なので食事等で機械的負荷が生じやすいところである．下顎頭の位置は機能的である．右側の顎関節部では下顎窩に対して下顎頭が後上方に位置し，左側に比べて関節空隙が狭い．下顎頭の変形は認められない．左側顎関節部では下顎頭が前下方にあり，まだ後方への移動が可能な状態にある．主訴にある下顎が左側に流れるという現症を裏づける所見である

仮診断：現在の咬頭嵌合位では左右下顎頭の位置が不均等で，下顎位不安定感が生じている．下顎位のずれや顎関節部の変形があり，もともと違和感を訴えてもおかしくない状況であったが，数多くの医療機関を訪れいろいろな種類の咬合を治す試みを受けたため，中枢性感作が生じていた可能性がある

治療：

患者への病態解説として中枢性感作について説明し，次のステップを踏んだ．

- アクアライザー® を装着して噛んでもらい，顎関節部に左右均等な持続的負荷をかけて下顎位をチェックした．このときの下顎位を CBCT で観察したところ，**2-7，2-8** のように左右の下顎頭と下顎窩の位置関係は均等になった
- 顎が重いという自覚症状を軽減するために，運動療法と Lumix2® の照射などの理学療法を中心に行った．また，噛みしめ防止のセルフコントロールの一環として，ガム転がしを指導した．ある程度は実行できるが，その日によってムラがある
- 夜間の噛みしめへの対策として，リポジショニング・アプライアンスを装着した．閉口位は中心位の前方約 3mm とした
- アクアライザー® の下顎位は良いものの，口腔内にはこれまでの治療による暫間被覆冠だらけであった（**2-1 〜 2-3**）

第9章　咬合関連不快感

症例 2

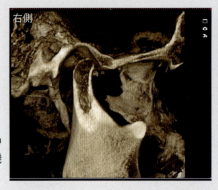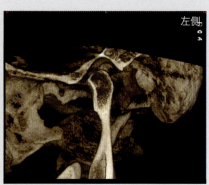

2-7, 2-8　アクアライザー®を使用中の下顎頭の位置的関係．両側ともに機能的に安定した位置になった

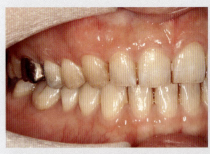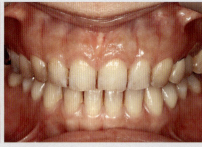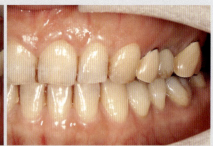

2-9〜2-11　すでに装着されているレジンの暫間被覆冠を，このときの中心位で銀合金製の暫間被覆冠に置き換えた．初診時にあった左側前歯の歯間空隙も消失している

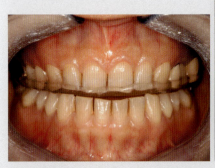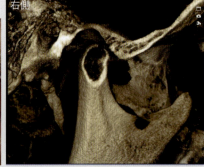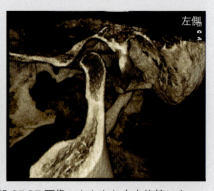

2-12　同時にスタビライゼーション・スプリントを装着し，今後の下顎位を中心位で安定するようにする

2-13, 2-14　暫間被覆冠装着時の顎関節部CBCT画像．おおむね左右均等になった

- 硬結がある筋症状と関節症状の改善のために，ボトックス®を咬筋に注射した．その結果，症状の出現の仕方が術者が予想できる範囲になった．患者もボトックス®の効果に満足している
- 中心位での銀合金製の暫間被覆冠に置き換え（2-9〜2-11），その上からスタビライゼーション・スプリントを装着した．患者の自覚症状はほとんど消失し，咬合は微妙にズレているが気にしなくなってきている（2-12）．CBCT撮影をし（2-13, 2-14），下顎頭の位置をチェックしてみたところ，ほぼ左右均等になってきているが中心位での歯の接触関係は左側でやや咬合が低い．スタビライゼーション・スプリントで

下顎頭の位置をコントロールし，安定したら咬合を再構成するか否かは患者の希望にまかせた．その後，通常の補綴で咬合機能を回復させることができた

症例のまとめ：

この症例は患者の訴えに対して，数人の歯科医師側が介入しすぎたために，より悪い状況に落ち込んでいた．「咬合の専門家」の歯科医師も打つ手がなくなって困っている状態であった．

はじめのCBCT画像による下顎位の診断がなければ，どこから手をつけてよいかわからない状態であった．もしかすると，患者の気にしすぎとして，メンタルのせいにしていたかもしれない．そうなると，ときには精神面は正常な患者がディセステシア（異体感症）として向精神薬を投与されているかもしれない．

これらの診断をもとに詳細な説明を行い，なるべく咬合に触らないで済む環境を整え，あとは中枢性感作を受けた脳が忘れてくるのを待つ．数年して安定していたら咬合を作る．したがって，数年間触らなくて済むような暫間被覆冠を用意する必要がある．その後は昼間はセルフケアで歯の接触を避け，夜間は顎関節部を守るためにスプリントを装着する．もちろん歯科医師は，歯の削合や咬合のチェックを避けなければならない．

Column

顎関節症を訴える患者には，2通りの状況が考えられる．
① 自院の患者に歯科治療を行ったところ，顎関節症らしき症状を訴えはじめた
② 自院とは関係なく，主訴が顎関節症として来院した患者

自院とは関係なく来院された患者の場合には，臨床編で示す手順で治療を進めていけばよいが，自院での治療の結果，症状を訴えた患者の場合には，いちばんはじめに行うべきことがある．それは信頼関係の回復である．信頼関係が希薄な環境では，何を試みても改善するはずはないので，まずは何らかの手法で信頼関係を築くことが大切である．もしそれが無理であれば，信頼に足る顎関節症の専門医がいる診療所や施設に患者を紹介することである．それが信頼回復につながる可能性もある．

文献

1）玉置勝司ほか．咬合違和感症候群．日補綴会誌．2013；5(4)：369-386.

2）玉置勝司ほか．「咬合違和感」ってナンだ？－GPが知っておきたい，その症状と実態－．ザ・クインテッセンス．2010；29(12)：101-106.

3）Palla S, Klineberg I. Occlusion and adaptation to change: neuroplasticity and its implications for cognition. In: Functional occlusion in restorative dentistry and prosthodontics. Klineberg I, Eckert SE ed. Elsevier, 2015; 43-53.

4）ジョンJ. レイティ，野中香方子訳．脳を鍛えるには運動しかない！　最新科学でわかった脳細胞の増やし方．NHK出版，2009.

臨床編

● 臨床編

第10章 医療面接

　臨床手順として，① 診査，診断，② 処置，③ 経過観察があり，この順番を守ることはとても大切なことである．診断を経ないで処置を行うことは，絶対に避けなければならない．

　診断に至る流れは「慢性疼痛治療ガイドライン」[1]にも示されている（**図1**）が，診断学と筆者の経験をもとに順序立てて解説していきたい．

　臨床医にとって医療面接は最も重要な技法である．患者の情報を得るには医療面接を行うが，顎関節症の患者は基本的に過剰なほど警戒心が強い傾向があり，特に数軒の医療機関を経てきた患者に対しては相当な注意が必要である．この警戒心を少しでも和らげて信頼していただき，診断に必要な情報を手に入れるためにはどうしたらいいのだろうか．

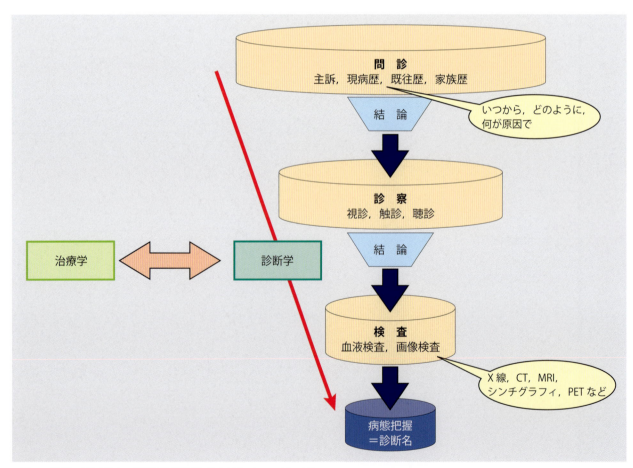

図1 診断に至る流れ（慢性疼痛治療ガイドライン，2018[1]）

カウンセラー的態度

　顎関節症の患者は基本的に非常にデリケートで，ときには悲しく，ときには攻撃的であったりする．このことを理解してカウンセラー的問診法（第5章参照）を行う．あらためて簡単に記すと，① 観察，② 傾聴，③ 確認，④ 共感の4つの要素が重要である．

　初診時にはこの4項目を織り交ぜながら問診を行う．筆者は特に傾聴と共感がとても大切であると思っている．いくつかの診療所を経て来院した患者は，それなりに苦労してきているし，自分の訴えを理解されないと感じているために猜疑心がある．やまほどの「言いたいこと」を抱えているので，とにかく聴いて，共感を繰り返すつもりで対峙すると，いつか落ち着きを取り戻す．その時点から通常の問診がスタートする．医療面接の内容はプロトコールに従って記録していく（**図2**）．

主訴

　主訴とはいうものの，通常はいくつかの訴えを抱えていることが普通である．はじめの段階で訴えを「つらい順」に番号をつけて記載していく．患者の訴えが要領を得ないようであれば，わかりやすい言葉に翻訳して，確認しながら記載する．

　筆者の診療所では，雑談を交わしながら一番つらいことは「①……」，2番目につらいことは「②……」というように，患者の言葉がなくなるまで記載している．この言葉は治療が進んできたときに参考になる．いつの間にか主訴①が消えて，別の苦悩が患者を支配することがあるからで，この変化から患者を苦しめていた苦悩の元が見えてくることもある．主訴さえ解決すればよいわけではなく，患者の全体を治す必要が出てくることがあるので，主訴の言葉は記録としても大切である．

1）主訴

2）既往歴・現病歴
　a）関節雑音（　　　）左，右，いつからいつまで？
　b）疼痛　部位（　　　　　　　　），いつ頃から，どのように（　　　　）
　c）発症の動機（　　　　　　　　　　　　　　　　　　　　　）
　d）発症後のおよその経過（　　　　　　　　　　　　　　　　）
　e）その他（心理的，全身的な問題など　　　　　　　　　　　）

図2　医療面接のプロトコール

既往歴

　顎関節症に関わりがないようなことでも，過去から現在にわたって発症した疾患は，時期と転帰を記載する．さらに，外傷や精神的ストレスなどについても記載する．

　第8章で述べた鑑別診断を意識しながら聴き出すと，診断を誤らないですむ（121ページ表1）．基礎疾患を抱えたうえでの顎関節症もあるので，考慮すべき要素が増えるが，誤診を防ぐためにもきっちりと聞き出す必要がある．

　特に，女性患者の月経や更年期などの情報は，女性ホルモンの分泌と関連した痛みや骨代謝とも関係があるので，知っておく必要がある（第1章の「性差」および第7章の「痛みの性差」参照）．

現病歴

　この項は最も大切と考えている．患者が抱える苦悩のはじめから現在に至る歴史を理解できる項目だからである．患者によっては自分の想いを表にして記載してくれる方もいる（図3）．筆者は新しい患者から問い合わせの電話があった際には，あらかじめ初診から現在に至るまでの詳細を表にして記載していただけるようお願いしている．この記載のなかには，患者の想いが表されていると考えているので，病状と受けてきた治療の内容，そのときに患者が感じた感覚から病状の変化を読みとれることもある．診察の際に一つひとつについて詳細に確認することで，患者の苦悩が伝わってくる．その結果，早期にラポールを得ることも可能である．ただし，前医への悪意のある記載には気をつけて読み取らなければならない．こういった記載がある場合でも，問診のなかでの1項

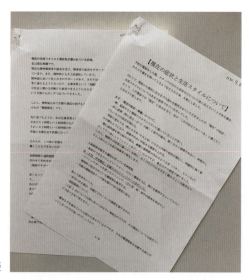

図3　患者が記載した現病歴の表

目ずつの確認が必要である．ストレス源なども含め，仕事内容を確認しておくことも必要である．

病歴のリストがない場合には，初発時期から聞きはじめる．この際には，第1章の「なぜ顎関節症になるか？」を参考にして，患者の顎関節症発症に関わる項目を考える．さらに，常に除外診断を念頭に，顎関節症らしき疾患の発症時期と治療歴や症状の変化をできるだけ詳細にうかがう．患者が成人であっても，初発が子どもの頃であって，本人も周囲の大人も気づかないうちにいったん落ち着き，最近になって精神的ストレスや新たな外傷によって状況が悪化したという例もある．このあたりもよく聴き出す必要がある．

1）発症のきっかけ

割合などの数字は調べていないが，筆者の診療所における患者の発症のきっかけとして最も多いのは，歯の治療である．その次には外傷であろう．しかし，なかにはある朝起床したら開口できなくなっていたとか，何となくおかしいなと感じていたが徐々に症状が悪化してきたなど，発症のきっかけが明らかでない症例も多くある．

どのようなきっかけであろうとも，できるだけ詳細に記載しておく．全体を調べ終わったときには，発症のきっかけが病状把握に際して最も重要な要素になる．また，除外診断で必要になる要素（**表1**）に気をつける．よくある誤診は，歯の治療がきっかけで症状が出現したと患者が思い込んでいるときに生じやすい．

表1 臨床診断推論のステップ（和嶋，2016[2]）

第1ステップ：包括的病歴収集
・主訴，現病歴，既往歴，家族歴，社会歴などの聴取
・痛みの詳細把握のため，疼痛構造化問診票の活用
・最終確認としてシステムレビュー　見落としがないか最終確認

第2ステップ：情報をもとに鑑別診断をあげる
・可能性の高い疾患から，見逃してはならない疾患まで

第3ステップ：鑑別診断の検証
鑑別診断の一つずつを確認する
1）攻めの問診 closed question（閉鎖型の質問，Yes or No）
2）脳神経診察を含む身体診察
3）必要な画像検査や診断的麻酔，検体検査

第4ステップ：鑑別診断の確かさの見直し
・問診結果，診察結果，検査結果を総合して見直し，優先順位をつける

第5ステップ：最終診断

2）症状を長引かせる要素

明らかなきっかけはないが，いつのまにか発症していたという例には，以下の生活習慣がある可能性がある．

（1）うつぶせ寝や頬杖の習慣

うつぶせ寝は，長時間にわたって頭頸部の重さをオトガイ部で支えることになる．オトガイ部の先には下顎頭があるので，顎関節部で頭頸部の重さを支えることになる．顎関節部は体の他の部位と同様に，一過性であれば多少の力学的負荷にも十分に耐えられるのであるが，長時間の負荷になると顎関節部の変形や下顎頭後方にある軟組織の循環不全を持続させ，炎症，組織の変性等の病変を生じさせる．頬杖は下顎下縁で行う場合と，頬骨で支える場合がある．頬骨で支える頬杖は害が少ないと考える．

（2）楽器演奏，スポーツなどの習慣

楽器演奏については，特に吹奏楽器のうちクラリネットやサクスフォンのようなシングルリードの楽器が最も顎関節部に機械的負担をかけやすい．また，フルートやその他の木管楽器（ダブルリード）や金管楽器でも，一生懸命に練習することで長時間にわたる機械的負荷をかけることになる．

スポーツでは，通常は空手やフットボールのような激しいコンタクトスポーツを想像するが，ダイビングのようにシュノーケルを長時間くわえていたり，防具を頭部に結びつける際にオトガイ部を圧迫するなどの，弱くても持続的な圧力がかかる状況があるタイプのスポーツのほうが顎関節部に負荷をかけやすい．

（3）上下の歯の接触についての自覚状況

よく知られていることであるが，一般的に人は上下顎の歯が接触している時間は1日24時間のうちに20〜30分程度であるが，始終上下の歯を接触させてしまう習慣のある人がいる．

人は誰でも緊張すると噛みしめてしまいやすい．一過性であれば問題は生じないが，長時間にわたるといくつかの点で問題を生じる．強く噛みしめていなくても長い間顎を動かさないでいると，関節円板や下顎頭，関節結節の間にある滑液が循環しないので，酸素や栄養の補給がされず，老廃物などの蓄積が生じる．その結果，これらの組織に生物学的ダメージを与えることになる．長時間にわたって強く噛みしめることで筋肉が疲労するかもしれない．片側臼歯の咬合が低すぎるなど，噛みしめることで下顎頭が偏位してしまうような咬合状態のときには，一過性の偏位であれば生体のもつ粘弾性で適応が可能であるが，長時間にわたると咬合の低い側の下顎頭が後上方に偏位して，周囲組織にダメージを与えることがある．

歯の接触時間が長くなる理由として考えられる要素では，生まれつきの性格，生育環境，生活環境，仕事内容などが影響を与える．たとえば洗濯，炊事の準備などではうつむくことが多いので，噛みしめにつながることが多い．さらに，口内炎や歯痛，関節痛や口腔内違和感などで身体的ストレスがある場合にも，無意識に噛みしめてしまう．こ

のような情報が，診断とそれに続く治療方針の重要な資料になる．視診では舌側縁や頬粘膜の歯の圧痕を確認するが，問診でも確かめる．

家族歴

患者の生育環境，生活環境，体質の把握は，除外診断の資料になる．特に体質は両親の影響があるので，診断のための重要なポイントになる．両親や兄弟姉妹の脆弱な体質や精神のもち主の存在は，患者自身の病状を想像しやすい．

現症

自発痛が主訴のことが多いが，痛みの部位（頭頸部の図をもとに），痛みの種類（重い痛み，ピリピリした痛み，引き裂かれるような激しい痛み，針で刺されるような痛み）で表現する．痛みの程度できればVASを用いて表現してもらう．痛みの種類とその考え方については第7章を参考にしていただきたい．

さらに，関連痛の分布を考えながら，元の疼痛部位を考える必要がある．Travell & Simonsのトリガーポイント・マニュアル[3]は参考になる．

基本的には，除外診断するべき疾患群を頭に思い描きながら，自発痛部位とその状態を記入していく．

患者の性格

井川雅子先生にいただいた身体表現性障害の鑑別を行う簡易シート（**図4**）に記入してもらう．数分で記入できるごく簡単なシートであるが，役に立っている．

図の左側に○が寄っていると身体化している可能性があるが，右に偏っていればほぼ身体疾患と考えてよいだろう．身体化の可能性がある例では，通常より患者の気持ちに寄り添った問診を行う必要がある．

1）細かいことを気にするか否か

顎関節症で治りにくい症例は，細かいことを気にするタイプに多い．大雑把な性格の人は，顎関節症にもなりにくい．

2）病悩期間の影響

病悩期間が長く，ドクターショッピングを続けている症例では，主訴の感覚を司る脳に中枢性感作が生じていることが多く，もとの病変が治癒していて異常がない場合にも，何らかの自覚症状を感じてしまう．

図4 身体表現性障害の鑑別を行う簡易シート（井川雅子先生のご厚意による）

A. この1年間に、原因がはっきりしない身体(からだ)の症状に苦しんだことはありますか。
以下の症状から、当てはまるものには「はい」に、それ以外は「いいえ」に〇を付けてください。
(けがによる痛み、風邪による頭痛などのように、原因がはっきりしているものは含みません)

	はい(現在も続いている)	はい(今はない)	いいえ
1. 頭痛	1	2	3
2. 心臓がドキドキする感じ	1	2	3
3. 胃のあたりが落ち着かない感じ、動く感じ、不快感	1	2	3
4. 胃やお腹の張り、ガスの溜まりすぎ	1	2	3
5. 背中の痛み	1	2	3
6. めまい	1	2	3
7. 頭が重い感じ、または軽い感じ	1	2	3
8. 口の渇き	1	2	3
9. いつも疲れている	1	2	3
10. 腕または脚の痛み	1	2	3
11. よく眠れない	1	2	3
12. 不快な痺れ感や、ピリピリした感じ	1	2	3
13. その他	1	2	3

「13. その他」に〇を付けた方は、その内容をできるだけ具体的に記入してください。

B. 「はい」の中で約3ヵ月以上続いたもの、または3ヵ月以上続いている症状には
付けた〇を◎にしてください。

C. これらのことで、受診した医療機関および非医療機関に〇を付けてください。(複数回答可)
　　1. 精神科・神経科　　2. 心療内科　　3. その他の診療科(内科・外科など)
　　4. 臨床心理士・心理カウンセラー　　5. マッサージ・指圧　　6. 鍼
　　7. その他(　　　　　　　　　　　　) 　　8. どこも受診していない

D. これらのことで、仕事や日常生活に支障が出ましたか。(この1年間に関してです)
　　1. はい　　2. いいえ

3）Rainy Brain or Sunny Brain[4]（悲観的性格と楽観的性格）

　悲観的な性格の人は少しの違和感に対しても過敏で用心深く，治ろうとしない．反対に楽観的な人は症状へのこだわりが少ないので治癒も早まるし，物事がうまく運ぶので術者の治療も効を奏しやすい．治療をするうえでこの性格の違いは大きいので，早期に知っておくとよい．性格の判断は病状解説の反応などを元に判断する．

文献

1）作成ワーキンググループ編．慢性疼痛治療ガイドライン．真興貿易医書出版部，2018.

2）和嶋浩一．口腔顔面痛の分類と臨床診断推論．日本口腔顔面痛学会編．口腔顔面痛の診断と治療ガイドブック　第2版．医歯薬出版，2016；84-88.

3）Travell JG, Simons DG. Myofascial pain and dysfunction: The trigger point manual. Willians and Wilkins, 1983.

4）エレーヌ・フォックス，森内　薫訳．脳科学は人格を変えられるか？　文藝春秋社，2014.

● 臨床編

第11章 視診

特に初診時は多くの項目を把握しないといけない.

全体的雰囲気

　診察室への入室から，診療台への着席に至り，全体的な態度まで観察する. ときには親や配偶者が寄り添う場合があるので，その状況を観察する. 通常の歯科疾患と異なって，顎関節症の症例では異常に不潔感があったり過緊張感があったりなど，普段目にする例とは異なる挙動を示すことがある.

顔貌

　正貌では顔面の左右対称性は顎骨の成長や破壊の状況を示す手がかりになる. どのようなヒトも全く左右対称であることはありえないが，過度な非対称性または歪みがある場合には，大切な情報として記録する.

　また，全体的な形状が三角形に近いか，逆三角形かまたは長方形かなど，咬筋の過成長や萎縮系などを把握する. 後に示す触診を加えながら考察する.

　側貌においても下顎過成長または下顎劣成長は考える要素の一つとなる. 第14章で詳細に述べるが，下顎過成長つまり下顎前突の例では，はじめから組織圧で下顎頭が後方に押し込まれる要素が存在している. 反対に下顎劣成長の例では，関節に何らかの問題があるかもしれないと考える.

口腔内

　口腔内では観察するべきポイントがたくさんある. 残存歯数とその場所や対合関係，頬粘膜，舌などがある.

　第13章で述べるパノラマX線写真なども参考にして，口腔粘膜の状態（色，歯の圧痕，粘膜疾患の有無など），齲蝕，歯周病，歯の打診痛や動揺，上顎洞付近の圧痛など一般的な歯科的診察をする（図1）. この段階では主に除外診断を考えながら診察するが，噛みしめ癖を示す舌や粘膜の歯の圧痕（図2）の程度にも注意する.

　筆者が気にしている口腔内の所見として，咬合にこだわる難症例に多い特徴として，口蓋垂を見せる動作ができないことがあげられる（図3）. 推測としては顎舌骨筋などの舌骨上筋群の過緊張によると考えられ，さらに推測を重ねるとメンタルな緊張による

図1　一般的な歯科的診察としての視診
a：カンジダ，b：歯の亀裂

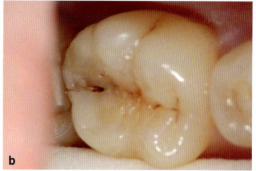

図2　噛みしめによる圧痕

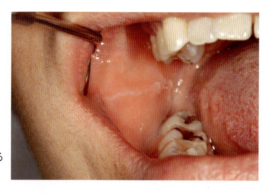

図3　口蓋垂の観察
a：口蓋垂が観察できる通常の症例，b：口蓋垂が観察できない難症例

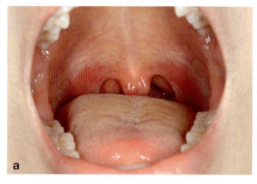
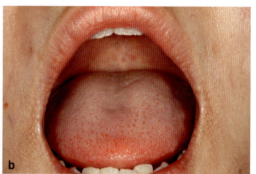

のではないかと考えている．というのは，このような症例でも症状が改善すると口蓋垂を見せることができるようになるためであり，難症例になるか否かの判断に役立つと考える．

　なお，口腔内写真は初診時の記録なので，全く手をつけない状態で記録写真として撮影する．撮影は閉口時の前方，左右側方，開口障害がなければ上下顎咬合面を撮影する．開口障害があるときは，自発開口限度の開口量を前方から撮影する．

開口時の下顎運動状況

　この項は次章で述べる触診と同時に観察する．開口に伴う下顎頭の回転，前方滑走状況と閉口時の動きを観察する．筆者は以前は3点6次元の下顎運動解析システムで観察していたが，現在はそういった装置は不要と考えている（第3章参照）．

● 臨床編

第12章 触診

　触診項目は必要に応じて変化する．ここでは最も基本的な触診項目を述べる．
　顎関節表面の腫脹や異常形態を除外した後に，関節雑音，開口時下顎頭の運動経路，圧痛の手順で行う．ここでも，顎関節症以外の疾患群を除外するための触診と心得て行う．

関節雑音と運動経路

1) 関節雑音

　雑音の有無，あるとすればどのような開口距離で発生するか，雑音の種類はクリックかクレピタスか，などについて記載する．雑音は振動として触診できる（**図1**）．通常のクリックであれば特に心配することはなく，治療の必要はない．クレピタスの場合には変形性顎関節症の状態のことが多いので，予後を考えるときには CBCT の画像診断を追加しておく必要がある．

2) 運動経路

　図1のように，触診にて開口運動時の下顎切歯点と左右下顎頭の動きを知る．その運動経路を，大雑把でよいのでカルテに図として記載する．クリックやクレピタスなどの振動を下顎頭の動きとして図示すると，状況がわかりやすい．いくつかのバリエーションがあると思うので，**図2**をもとに解説を加える．

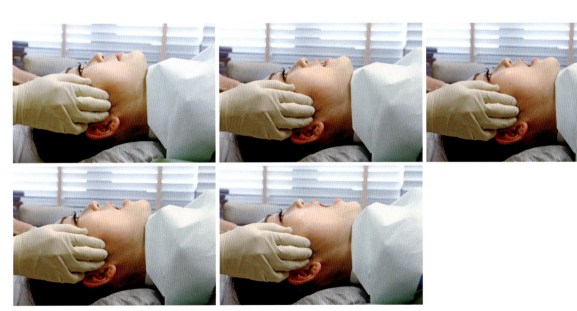

図1　雑音の触診と開閉口時の下顎頭の運動触知

第12章　触診

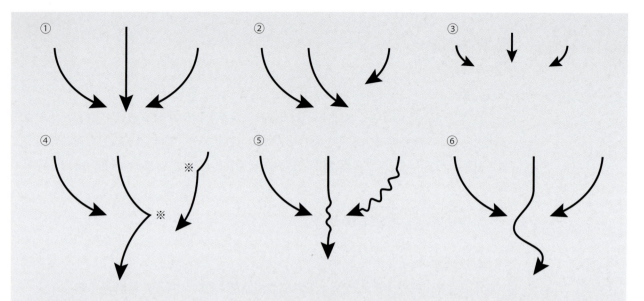

① 顎関節部には異常がない
② 左側下顎頭の前方滑走運動障害があり，右側は正常に開口時下顎頭前方滑走運動が生じている．前方運動障害がある側の顎関節部の癒着や慢性クローズドロックを疑うことができる
③ 左右の下顎頭の前方滑走運動障害があるか，または咀嚼筋を含む顔面を構成する軟組織に硬化がある．特に咀嚼筋腱・腱膜過成長症はその典型である．開口時疼痛がある場合には片側の急性クローズドロックの例での開口時疼痛によって，このような運動経路を辿る
④ 左側顎関節部に関節円板前方転位があり，開口に伴う下顎頭の前方滑走運動を一過性に止めるが，クリック（※）とともに関節円板の復位が生じて一気に前方滑走運動を行う．右側では左側の影響を被るものの通常通り前方滑走運動を行う．その結果，下顎切歯点の運動は鋭角的な頂点をつくる
⑤ クレピタスを生じる側の下顎頭の動きは，常に振動を生じる．多くの場合，クレピタスは関節結節後壁と下顎頭の表面に凹凸がある場合に生じる．ときには関節包内部の結合組織部分的な癒着を考えなければならない．また，関節包内部に石灰化物や新生物が発生したときにも，クレピタスは生じやすい
⑥ クリックのような関節円板を挟み込むような状態ではなく，片側の顎関節部に一過性の前方運動障害があるときに生じる．よく見られる例としては，関節円板の下関節腔あるいは上関節腔における癒着によって下顎頭の運動障害が生じていることがある．また，顎関節部の形態異常によっても生じ得る

図2　運動経路のときに考えるべき顎関節症の状態

① 左右顎関節部の運動は異常がなく，開閉口運動も正常に推移する
② 開口時左側のみ下顎頭の運動障害があり，開口運動路は左側に偏る（右側の場合でも同様）
③ 左右の下顎頭の運動に障害があり，開口量が少ない．切歯点運動路は直線的であるが短い
④ 左側下顎頭が一過性に引っかかり，クリックとともに前方滑走を行う（反対側でも同様）．切歯点運道路は左側に偏り，留め金が外れたように正中方向に戻る
⑤ 開口運動時にクレピタスによる振動を生じる
⑥ 左右の下顎頭の運動速度に違いがあるが，最終的に前方滑走量は変わらない．切歯点運動経路はＳ字のようになる

圧痛

　全身疾患の局所的症状発現や感染性疾患を除外した後に，主に顎関節部と咀嚼筋の圧痛をチェックする．線維筋痛症が疑われるときには，全身的な圧痛の分布を確かめる．

　顎関節症として触診をする際には，Hannamの研究[1]を参考にして考察を進める．筆者の触診法を紹介する．

1）顎関節部

　顎関節部の触診は，関節空隙，関節包外部など解剖学的部位を確認して行う（**図3**）．さらに顎関節部の直上ではないが，耳朶下方で下顎枝後縁の後方に圧痛が出ることがある（**図4**）．この部位は，解剖学的には関節包後縁の下方に相当し，咬筋と内側翼突筋停止部後縁に近い．しかも，下顎頭後方にある関節円板後部組織の下方にある（**図5**）．

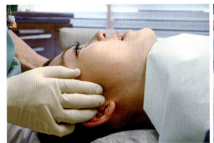 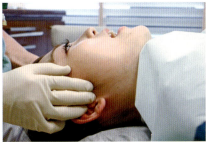 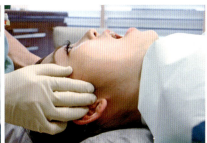

図3　顎関節部の形態をみるための触診

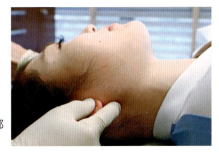

図4　内側翼突筋と咬筋の筋停止部の触診

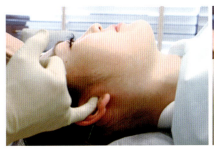 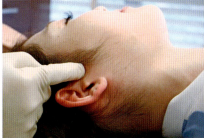 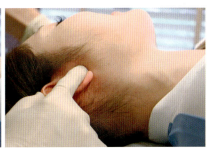

図5　顎関節部の圧痛を知るための触診

第12章　触診

　顎関節部に疼痛が局在するときには，顎関節部直上よりも下顎枝後縁のほうに圧痛が出現しやすい．筆者の推測であるが，関節包内部の疼痛による神経ペプチドなどの発痛物質が，顎関節部後方の疎な組織を通過して同部付近に炎症を起こし，その結果，著明な圧痛が出現するのではないかと考えている．

2) 咀嚼筋

　たとえば左側咬筋の起始部付近，左側側頭筋前腹，左側胸鎖乳突筋，顎関節部頸部など，できれば図にしておくと経過を見る際に症状の変化を読み解きやすい．ここでもトリガーポイント・マニュアルの図を参考にしながら考える．さらに，筋肉には面積があるので，筋の触診を行う際には左右の指で筋肉上をwalkingして硬結部位を探る．ただし，硬結があるから圧痛があるとはかぎらない．また，咀嚼筋の筋緊張による疼痛は，顎関節部の慢性疼痛の結果生じることが多く，噛みしめによる筋の疲労で生じることは少ない．

(1) 側頭筋

　筋肉の硬結レベルと圧痛をチェックする（図6）．側頭筋に硬結や圧痛が出現するときには，同側の関節痛がある場合が多い．

(2) 咬筋

　walkingして硬結部位を探る（図7, 8）．両側に圧痛が同時にあることもあるが，たいていは片側の方が硬結や圧痛が強いことが多い．片側の場合には，顎関節部痛がある側のことが多い．

(3) 内側翼突筋

　Hannam[1]によれば，片側臼歯に食物を入れたときの噛みしめに対して，バランスをとる役割をする筋なので，顎関節症の患者においては臼歯部の咬合が低い側で圧痛が生じる．この触診では見えない咬合異常が発見できる（図9）．片側に強い圧痛がある場合には，マニピュレーションの後に下顎を中心位に誘導すると，必ず圧痛が認められた側の臼歯部の咬合が低いことが判明する．

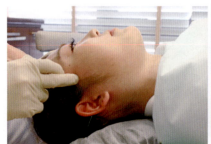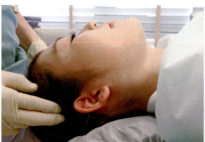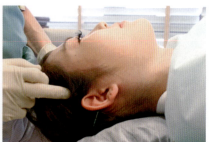

図6　側頭筋の触診

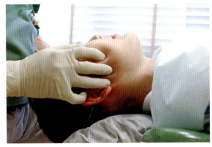
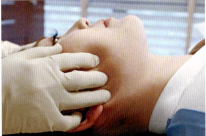
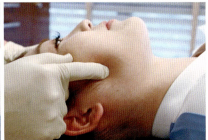

図7 咬筋浅部の触診

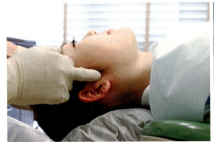

図8 咬筋深部の触診

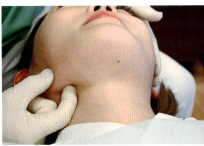

図9 口外法による内側翼突筋の触診

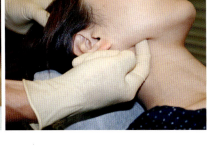

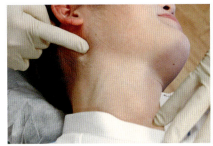
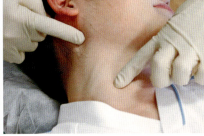
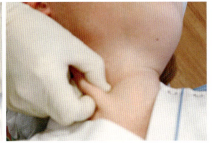

図10 胸鎖乳突筋の触診

(4) 外側翼突筋

これもバランスを取る働きをする筋肉であるが，深部にあるために触診はできない．

(5) 胸鎖乳突筋

頭部を支え，回転させる働きをする筋肉であるが，内側翼突筋と連動して圧痛が出る場合が多い（図10）．さらに，噛みしめ習慣があると僧帽筋とともに疼痛が生じる．強く噛みしめると，反射として主として上体を固定する筋群が緊張亢進する．その結果，頸部の筋群も緊張亢進してしまう．噛みしめが習慣化した患者の場合，両側性に圧痛が生じることがある．

151

第12章 触診

運動時痛の確認

　主に開閉口運動であるが，開口距離と疼痛発生時期の関連を診る．同時に顎関節部の触診をしていくと，下顎頭の運動状況と疼痛発生の関連が理解しやすく，下顎頭や関節円板の滑走状況や癒着との関わりを考えやすくなる．そのときにCBCT画像も参考にすると，とても理解しやすい．

　はじめに考えるべきは除外診断なので，感染性疾患やリウマチなどの全身疾患でないことを確認する．

　運動時痛のほとんどが関節包内部の異常によるので，開口運動時の下顎頭の動きを触診しながらの診断となる．運動時痛の多くは開口障害を伴うことが多いが，開口障害がなくても運動時痛を訴える例もある．ときには閉口時に疼痛を訴える例もある．

　多くの症例では，開口時の患側の下顎頭の前方運動が阻害されている．上関節腔または下関節腔で何らかの問題を生じていて疼痛を生じる．運動経路には問題はないが，運動時痛があるとすれば関節炎や神経痛などが考えられる．

　開閉口時に疼痛が生じているときに関節包内部で生じていることは，以下のことが考えられる．

・下顎頭が前方転位した関節円板に乗り上げている
・下顎頭が関節包内部の周囲組織に癒着している
・関節包内部で炎症が生じている
・開口運動時に前方滑走運動を始めた下顎頭が，転位した関節円板をさらに前方に押し出すために，関節円板後部組織が機械的刺激を受ける
・過剰な開口量のときに，下顎頭周囲組織が機械的刺激を受ける
・過去に関節包内部で外傷が生じていて，それが治癒を始めていて，内部で癒着が始まっている
・側頭下窩をはじめとする顎関節周辺に炎症がある
・三叉神経痛あるいは舌咽神経痛による疼痛
・腫瘍など想像できない何かが存在する
・中枢性感作によって下顎運動と痛みが連動して感じる

　病状を把握することが，治療方針決定の重要な資料となる．このあたりに指をあてがって，開閉口運動を行わせる

文献

1）Hannam AG. 咬合に関与する生物学的原理と臨床への応用. ザ・クインテッセンス. 1988；7(4)：593-612.

● 臨床編

第13章 画像診断

　顎関節症の診断や治療において画像診断は必須である．基本的な画像診断項目はパノラマX線写真で，必要に応じてCBCT画像やMRIが有効である．初診時に，筆者はパノラマX線写真を撮影し，必要があればCBCTも撮影する．

パノラマX線

　パノラマX線写真は頭蓋の多くの部分が描写されるので，患者の現在の顔面頭蓋骨状態を把握するのに最適である．

　パノラマX線写真は厚みのある特殊な断層X線写真で，頭蓋の形態にあわせて断層領域が設定されている．多くの装置は歯列と顎関節部が映り込むようになっている．描写される構造物は上下顎歯列と下顎骨，上顎骨，頬骨，前頭骨の一部などで，顎関節部も描写される（**図1**）．ただし，下顎頭の形状に関しては全く側方からの観察結果ではなく，やや後方から観察していることの認識が必要である．

　また，筆者は基本的にはパノラマX線写真を，鑑別診断と大雑把な診断の資料として位置づけている．筆者が観察する順番を列記する．

1）鑑別するべき疾患の発見

　疼痛や違和感が主訴の場合は，はじめに口腔周囲の疾患を見つけ出し，それが主訴と関連しないかを考える材料とする．パノラマX線写真は，歯牙をはじめとして顎関節部や頸椎まで映るので，主訴を生じる可能性のある疾患を除外できるが，パノラマX線写真

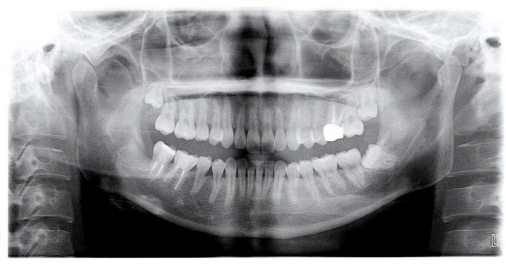

図1　パノラマX線写真でわかる構造

に異常所見があったからといって，それが主訴の発現理由にならないことも多くある．

図2は左側咬筋付近の自発痛を訴えた例である．以前，顎関節症で加療された経験があり，同様の痛みが出現したとのことで来院した．パノラマX線写真で左側上顎洞が右側に比べて全体的に不透過像があり，顎関節症ではなく上顎洞炎が疑われた．この症例では，CBCTで左側上顎洞に粘液らしき液体の貯留像が確認された．

2）左右下顎頭の形態と大きさ

先に述べたとおり下顎頭は斜め後方からの観察なので実際の形態とは異なるし，下顎窩を形成する側頭骨と画像が重なるのでわかりにくい．しかし，明らかに異常な形態であったり，明らかに小さいまたは大きい場合には異常所見としてとらえる．

図3は，左側顎関節部の著しい疼痛を訴えて来院した症例である．パノラマX線写真では，左側下顎頭の肥大が認められる．

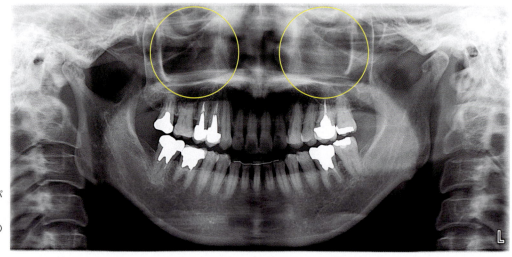

図2 上顎洞炎のパノラマX線写真
円内の不透過性の比較

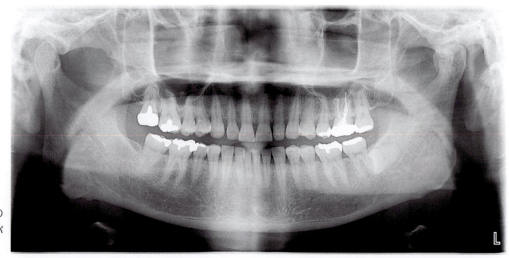

図3 左側下顎頭の肥大が認められるパノラマX線写真

3）左右下顎枝の大きさや長さの比較

　パノラマ撮影時の位置づけに影響されるが，左右の下顎枝，下顎頭のボリュームや長さが著しく異なる場合で，通常歯列であれば下顎枝が長いほうの顎関節部に疼痛が生じることが多い．この点については位置づけの違いや頭蓋の歪みなどが大きく影響するので，決定的な資料にはならないが，参考程度に観察している．

　図4は，左右の顎関節部の形態に相違があり，右側下顎枝が左側よりも長い．閉口位は下顎正中線が上顎正中よりも右側にある．

4）外傷後など変形状態の確認

　下顎骨骨折などの治癒後に変形があるかどうかの確認ができる．図5は仕事中に前方に転倒しオトガイ部を強打したが，口腔外科にて下顎正中骨折と診断されて手術を受け，骨折部は治癒した．その後も咬合不安定があって咬合調整を受けたが，症状が改善せず

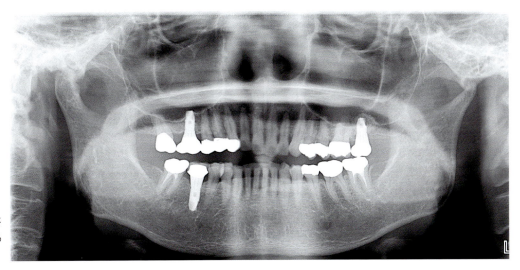

図4　下顎枝の長さの違いが認められるパノラマX線写真

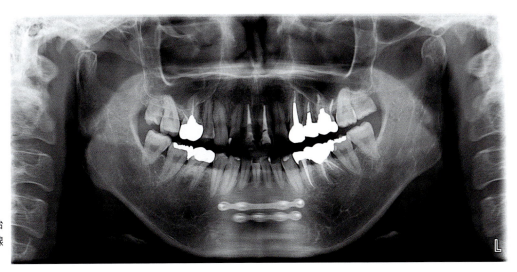

図5　下顎骨骨折治癒後のパノラマX線写真

第13章　画像診断

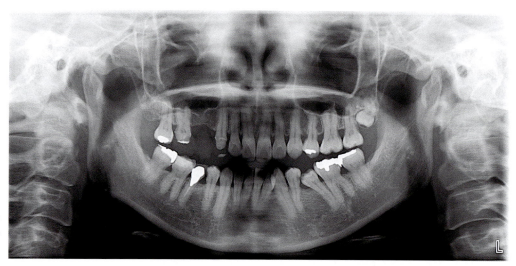

図6　歯科治療歴を把握できるパノラマX線写真

表1　画像診断法の正診率（accuracy）：骨変化の評価

画像診断法	正診率（%）
回転パノラマX線撮影法	71～84
パノラマ顎関節撮影法	78
側斜位経頭蓋撮影法	50～60
X線断層撮影法	63～88
CT	66～87
MRI	60～100
3DX	90～100

（第30回日本顎関節学会学術大会 教育講演（本田和也先生）資料）

紹介されて来院した．パノラマX線写真では左右の下顎頭にわずかな変形らしきものが見られる．ただし，この変形が主訴とどうつながるかは不明である．

5）歯列，補綴物，埋伏歯などの状態確認

図6の患者は頭痛，頸部痛を訴え，これまでも多くの歯科医師に咬合調整と咬合挙上などを受けている．パノラマX線写真からは，上顎右側にブリッジの暫間被覆冠が装着されており，上顎左側智歯の埋伏や叢生部での齲蝕多発が確認できる．

以上のほかにも腫瘍や顎骨囊胞などを発見することもある．

CBCT（コーンビームCT）

日本顎関節学会ではパノラマX線写真を推奨しているが，X線装置の精度や患者の状況によっては情報量が十分でないこともある．必要に応じてCBCT画像やMRIが要求される．現在では筆者の診療所ではCBCT画像が診断の要になりつつある．表1は第30回日本顎関節学会学術大会における本田和也先生の教育講演資料の一部であるが，3DX（CBCT）はMRIよりも高い正診率を示している．

1）歯科用 CBCT

近年は歯科用 CBCT の精度も上がってきているので，顎関節症の診断には十分な分解能があると思う．顎関節部の観察には，顎関節を中心として周辺の組織も含まれているとよい．しかし，高分解能で撮影する必要があるので，被曝線量を考慮すると頭蓋全体が映り込む必要はない．

2）CBCT を観察するうえで必要な顎関節部の解剖学

顎関節部の正常な形状を知らないで，顎関節症の診断用に CBCT を撮影しても，読影して診断に役立てることはできない．ここで必要なのは顎関節部の解剖学である．硬組織ばかりでなく軟組織の構造と機能まで，第 2 章で述べた内容を再確認してほしい．

（1）関節部

骨端部以外は CBCT に映し出されることはないので，見えた映像の周囲には滑膜で裏打ちされた関節包や，関節半月や関節円板と呼ばれる軟組織が存在し，関節が機能していることを忘れないでほしい．また，関節病変の一部はこれら周囲組織が大きく関わっていることも意識している必要がある．

（2）下顎頭

井出[1]が正常例でも歯の喪失と加齢により，後方，外側から吸収変形があると述べている（図 7）．実際，CBCT で観察すると多くの形状のバリエーションがあり，咬合の教科書に掲載されているような典型的な正常例はむしろ少数派である．形状だけでなくサイズもさまざまで，顔の大きさとバランスがとれているとはかぎらない．第 2 章で述べたような典型的な下顎頭の状況は希有な症例と言ってよいのかもしれない．ましてや，顎関節症として来院された患者の下顎頭は，いわゆる正常とはかけ離れていることが多い．とはいえ，基本的形態は教科書通りと考えて観察してもらいたい．

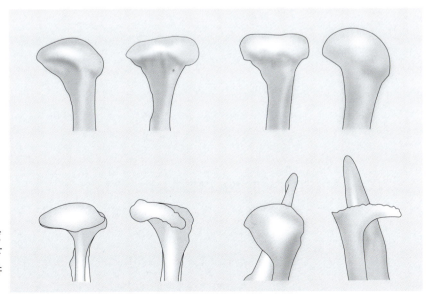

図7　井出によれば，上の下顎頭はどれも正常だが，歯が欠損することで下の下顎頭のように変形するという（井出，2001[1]をもとに作成）

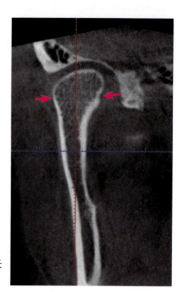

図8 成人女性の下顎頭 CBCT 画像（前額面）
　下顎頭の上半分は菲薄な緻密化した骨で覆われているが（矢印の上方），下半分は分厚い緻密骨で覆われている

　下顎頭の上端には，下顎骨頸部などで表層を覆っている緻密骨質は存在せず，やや粗造な骨質で覆われている．その理由は，軟骨層直下の骨化層は緻密骨質で覆われていないためである[2]．もちろん，成長を終えてしばらく経つ成人においては骨化層の表層はもう少し緻密になっている可能性があるが，いわゆる緻密骨質で覆われることはないはずである．したがって，この状態での CBCT 画像は，薄い放射線不透過性の線で示される（図8）．

（3）下顎窩

　井出[1]は下顎窩の形状のバリエーションについて述べてはいないが，筆者の CBCT データでは下顎頭の形状よりも多様性があると感じている．したがって，咬合理論を論じるときには，この幅広いバリエーションがあるという事実をもとに考察を進めるべきである．

（4）軟組織

　前述の通り，残念ながら CBCT はあまり軟組織の撮影は得意ではない．しかし，関節円板のような密度の高い軟組織はうっすらと観察することができるが，この画像を信じてよいかどうかは疑問である．参考程度に見ておく必要がある．

　ただし，第2章で述べた解剖の基本を理解したうえで顎関節部の CBCT 画像を観察すると，読み取れる内容も増えると思う．

3）CBCT で観察できるポイント

　3D 的にいろいろな方向から観察を行えるので，CBCT で画像診断をする利点は多い．着目点をまとめると，以下の2項目になると思う．

- 下顎窩と下顎頭の形状および周囲構造物の骨形態
- 骨レベルでの下顎窩内部における下顎頭の位置

CBCT 画像を顎関節症の診断と治療に役立てるための基本は，主に解剖学的な知識であるが，観察する器官の正常像と異常像を知っておく必要がある．ただし，Turell[3] が述べるように，形態異常が見られること，すなわち顎関節症状を訴えるわけではないことを考えながら，診断と治療を進めなければならない．

　なお，CBCT を用いた顎関節症の診断については，拙著（連載）を参考にしてほしい[4]．

MRI

　近年，顎関節症の画像診断では MRI が重要な位置を占めてきている．その装置は大きく高額なためになかなか普及しなかったが，近年になって比較的大きな病院では導入が進み，画像センターでも導入されて患者を紹介し撮影，画像診断をも依頼できるようになっている．本田が述べているように，以前は MRI は CBCT 画像に比べて正診率が下がると言われてきたが，磁場の強さなど条件によっては分解能も上がるために，顎関節症診断に重要な技法である．

　ここでは顎関節症診断の一助として，MRI がどのように役立つのかを紹介したいと思う．

1）MRI とは何か

　MRI は直訳すれば磁気共鳴画像のことで，言葉だけでは何のことか想像しにくいが，佐々木らの説明[5] を要約すると，

　「非常に強力な磁気を受けている生体組織に特定の周波数の電波のパルスを照射したときに，組織内の水素原子核（プロトン）が共鳴して不安定な状態になるが，電波の照射が停止したときに元の状態に戻る（緩和）．緩和時の特徴で T1 緩和現象と T2 緩和現象に分けられる．元の状態の戻るときにエネルギーを放出するので，これをピックアップしマッピングして画像にするものである．このときの T1 緩和現象と T2 緩和現象をそれぞれ強調して画像化したものが，T1 強調画像と T2 強調画像となる」

　ここまででお気づきと思うが，MRI で表現されるのは水素原子核の濃度分布であると考えてよい．特に水素原子核を高濃度にもつ物質は水なので，水分の分布をみることができると考えてよい．しかし，脂肪や筋肉にも水素原子が含まれているので，それなりの表示はされる．また，流れている水と停滞している水の違いも表現されるので，急性期と慢性期を見分けることができるなど，通常の画像診断システムにはない特徴がある．

2）MRI で何が表現されるか

　上記したように，MRI には T1 強調画像と T2 強調画像があり，さらにプロトンそのものを強調して示すプロトン強調画像がある．組織の状態によってそれぞれの表示が異なるので，その特徴を知っておく必要がある．

また，同じ組織でも状態によって表示が異なるので，簡単に示すことは難しい．たとえば，血流のある血液と血流が遅滞した血液では，同じ成分でも表現が異なる．たとえば血液があっても血流があるとフローボイドと呼ばれる低信号状態になるし，これが高信号であれば血流遅滞のある血管であることがわかるなど，画像を読み取る知識が必要である．

何よりもX線画像診断法の弱点である軟組織の状態を観察できることに，この特徴がある．

3) 顎関節症のMRI診断

顎関節症の診断においてMRI診断が役立つのは，3つの状態と考えている．
① 関節円板転位
② 特発性変形性顎関節症
③ 他疾患との鑑別診断

関節円板転位は，CBCT画像をはじめとするX線写真では撮影困難である．関節円板は軟組織のためX線透過性なので，通常のX線では映し出すことが困難であるが，二重造影法を用いれば可能である．しかしながら，特別なスキルが必要であり，一般的とはいえない．しかし，MRIでは多くの場合，関節円板はあまり水が多く含まれていないので低信号の組織として下顎頭の周囲に見ることができるが，以前とは違って関節円板転位そのものが珍しい状態ではないことが理解され，円板転位の発見のために撮影されることは少なくなっている（図9）．

特発性変形性顎関節症とは，すでに述べてきたように原因不明の下顎頭の吸収である．予測は困難であるが，症例の状態把握はできる．急激な下顎頭の崩壊に伴う炎症性滲出液の貯留や周囲骨骨髄での血流状態が把握できる．具体的には，下顎頭骨髄内部の

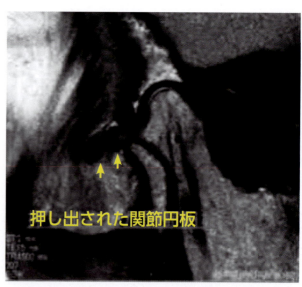

図9 関節円板転位がわかるMRI

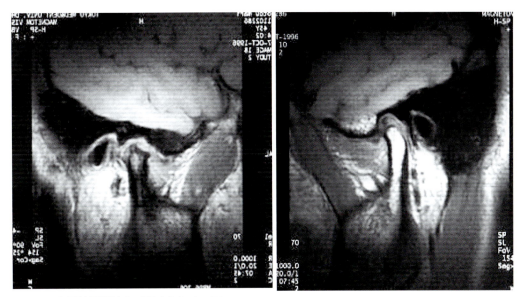

図10　変形性顎関節症が認められるMRI

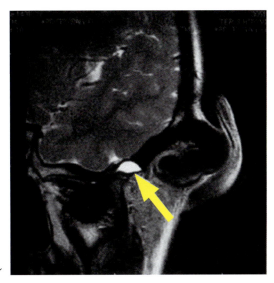

図11　ジョイントエフュージョン

低信号化である．CBCTでは骨の状態は把握できるが，そのほかの組織の状態までは観察することは不可能である．筆者の希望的観測では，顎関節部の違和感を覚えた患者のMRIを撮影することで，下顎頭内部の骨髄の状態により特発性変形性顎関節症が予測できる可能性がある．もちろん予測できたからといって，ただちに予防することはできないだろうが，予後をよりよくすることができるかもしれない（図10）[6]．

　変形性顎関節症におけるMRIのもう一つの特徴として，急性期にはジョイントエフュージョンと言って，顎関節腔内部に新鮮な水が貯留している画像が見られる．おそらくこの水は炎症性滲出液が貯留したものであろう（図11）．

第13章　画像診断

　他疾患との鑑別診断という点で，MRIの本領発揮は脳腫瘍の発見である．顔面の麻痺感や顔面領域の疼痛，違和感があった場合に脳腫瘍や脳血管障害を考慮する必要があるが，MRIなしで診断をすることはできない．

　MRIはCBCT画像に比べて分解能が劣るが，通常のX線を用いた画像診断システムとは観察対象が全く異なる．組織分布や組織の撮影時のコンディションを観察することになるので，単なる形態観察ではないことを考慮する必要がある．今回は紹介していないが，fMRIを取り入れることで慢性痛や咬合違和感症候群など，わからないことが多かった疾患についても脳科学的に説明できる可能性がある．

　MRIがより普及されたならば，顎関節症のみならず歯内療法の診断や歯周病の正確な診断に役立つようになると思う．今の医療レベルで原因不明とされてきた疾患がきちんと診断され加療も正確に行われるようになるのであろう．

文献

1）井出吉信，中沢勝宏．顎関節機能解剖図譜．クインテッセンス出版，2001.
2）浦郷篤史．下顎頭の老化．日本歯科評論別冊／顎関節小辞典．ヒョーロンパブリッシャーズ，1990；94-96.
3）Turell JC，柴田考典解説・監訳．ヒト顎関節100体の観察．the Quintessence. 1986；5(6)：19-36.
4）中沢勝宏．顎関節症の診断にはCBCT画像が役に立つ．歯界展望．2017-2018：130(4)-131(1)；662-669，950-961，1148-1162，122-132.
5）佐々木康人監修．頭部（脳・脊髄）を中心にMRIで何が分かるか．映像情報メディカル情報部，1995.
6）地挽雅人ほか．T1強調MR画像で下顎頭部に低信号領域を認めた症例の経時的観察．日顎誌．1996；7(1)：147-157.

● 臨床編

第14章 咬合診断

　以前は顎関節症イコール咬合異常であるといわれていた時期もあったが，現在ではほぼ否定されている．しかし，「咬合異常」という概念も明らかではないので，咬合診断を簡単に語ることはできない．さらに，咬合異常感を訴える患者のなかには，中枢性感作によって咬合について過敏な感覚をもつ人もいる．

　筆者は最近ではCBCT画像所見を併用して考えることが多く，さらにマニピュレーション前後では下顎位も大きく変化するので，従来の補綴学的な概念で簡単に咬合診断を行うことはできない．基礎編で述べたようにマニピュレーションを行うことで関節空隙の調整や下顎頭の位置や運動性が容易に調節可能なので，咬合診断についても慎重に生物学的に考える必要がある．詳細な咬合論は第3章で述べたので，参考にしていただきたい．

　一言で顎関節症の咬合について述べるならば，下顎位の診断と言ってよい．この考えを臨床に生かすためには，下顎を中心位に誘導できるスキルは必須であろう．

初診時の咬合診断

　初診時には，触診の終了後すぐにチェアサイドでの咬合診断を行う．この場合は，病因の判断や顎関節包内部で生じている現象把握のために行う．

1）運動時痛が著しくない場合

　左右のマニピュレーションを行って，関節包内部の状態を整えてから下顎を中心位に誘導して簡単な咬合診断を行う．内側翼突筋と顎関節痛との関連を中心位における閉口位と咬頭嵌合位のズレをチェックする．あまりズレが認められない場合には，患側臼歯の咬合の支え（ポステリアサポート）ができているかをチェックする（**図1**）．

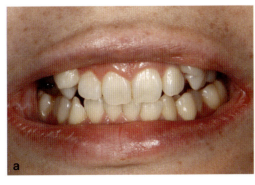 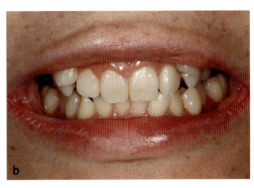

図1　中心位閉口位（a）と咬頭嵌合位（b）のズレのある症例

第14章　咬合診断

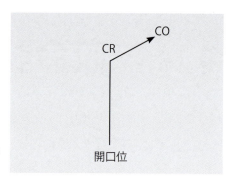

図2　滑り込みの記録例
　図1の症例を記録すると，このような図になる

2）ズレている場合

　中心位へ誘導された状態から咬頭嵌合位への歯が接触した状態での滑り込みの状況を図示して記録する（**図2**）．

　多くの場合，咬頭嵌合位へ滑り込む際にずれていくほうの下顎頭が後方偏位していることが多い．
　顎関節の解剖学を熟知していて，病的状態を知っていれば，この段階で大事な情報を得ることができる．また，下顎を中心位に誘導するスキルがあることが，顎関節症の診断と治療ができるための基本的な技術である．

咬合診断に必要な機器と材料

　以下に述べる咬合診断は，初診時ではなく治療が進んで咬合変化が生じたとき，咬合再構成の必要性の有無や方法を検討する際に用いることがほとんどである．
　以前は咬合診断機器として電子機器や専用ソフトを開発して用いていたが，現在は不要であると考えるようになった．臨床においては，数字のデータよりも手指の感覚や目で見える事象のほうが理解しやすいと考えるようになった．そして最小限の機材に絞ったところ，古典的な機材が残った．機器・材料はたったこれだけだが，最も必要なのは術者のスキルである．

- 半調節性咬合器とフェイスボウなど一式
- 咬合採得材料としてパターンレジン
- マウント材料として超硬石膏とそのスラリーウォーター
- 硬石膏による患者の正確な歯列模型
- アルジネート印象材

それでは咬合診断の手順を示す．

1）患者の口腔内清掃

　プラークで覆われた歯列は，精密な模型を作れない．

2）アルジネート印象材による上下歯列の印象採得（図3）

　当然ながら，変形の少ない模型を作るための手順である．筆者の臨床コースで受講生に模型をおもちいただくと，変形した模型である場合も多く，老婆心ながらあらためてアルジネート印象法を列記する．

- 印象用トレーは硬質のメタルトレーを用い，アルジネート専用の接着材を塗布しておく．硬化した印象の撤去時に印象材がトレーから一時的に剝離して，永久ひずみを残すことがないようにするためである
- アルジネート印象材は通常のものでかまわないが，筆者はトクヤマ AP-1 を用いている
- 口腔内への圧接は垂直に行い，圧接後は動かさないように気をつける
- タイマーをセットする
- 口腔内からの撤去は，ひずみを残さないように一気に行う
- 洗浄後は可及的すみやかに石膏を流し込む
- 石膏の硬化までは保湿箱でトレーを下にして保管する．石膏の密度を高めるためである

3）必要を感じたときには左右顎関節のマニピュレーション

　患者の下顎頭の位置は，嚙みしめであらゆる方向に転位し，その位置で落ち着いてし

図3　印象採得のテクニック

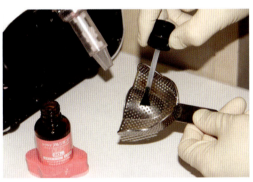

a：硬い金属製のトレーを用い，印象材がトレーからはがれないよう接着材を用いる

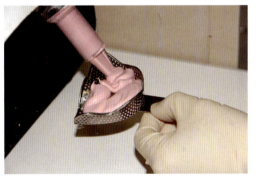

b：練和は，できれば自動練和器を用いる

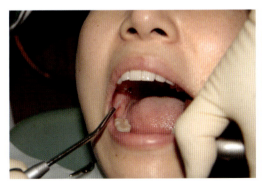

c：印象前の口腔内は，唾液・血液などを除去し，強く十分に水洗する

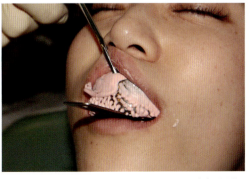

d：印象の撤去時にはエアシリンジで空気を送り込み，一気にはがす

第14章　咬合診断

まう傾向にある．その状態を診断するのであればそのままで咬合採得するが，比較的正常な状態に戻して咬合採得することを目的にするのであれば，マニピュレーションをしてから咬合採得をするべきである．

4）精密な咬合採得法（図4）

パターンレジンを適度な調度に混和し，前歯部の切端を覆うように乗せるが，部位は被蓋状況や欠損歯の状況で異なる．要点として下顎前歯の切端が支えられる位置がよ

図4　咬合採得のテクニック

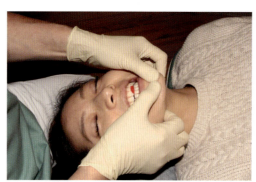
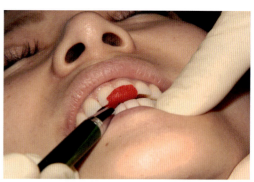

a：前歯部に常温重合レジン塊を置き，下顎を中心位に誘導して下顎前歯部の圧痕を作る．これが一次誘導である

b：一次誘導でできた圧痕を基準とするジグを製作する．最深部を基準面とするような削合をして，まったく平坦な面をつくり，口腔内で印をつける

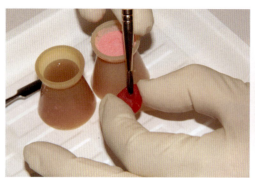
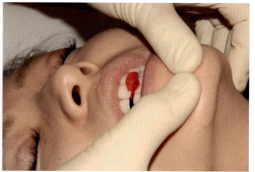

c,d：この面にレジンを筆積みして，再び下顎を中心位に誘導する．今度はテーブルができているので，リラックスして誘導できる．誘導で得られた歯の圧痕を整理して，干渉せずに下顎前歯に圧痕が収まるようにする

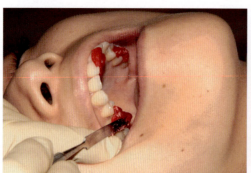
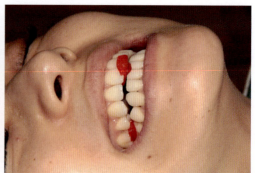

e,f：前歯に記録をつけた状態で臼歯部にレジンを盛り，閉口させて記録を完成させる

い．下顎を中心位に誘導し，下顎切端の圧痕を残しているが，臼歯部の歯の干渉を避けるために臼歯部の歯牙が接触しない高さにする．レジンの硬化を待ち，硬化したら下顎切歯の接触の最深部に印をつけて干渉にならないように全くフラットになるように削去する．この段階でジグが完成した．

　ジグを口腔内に戻してもう一度中心位に誘導するが，多くの場合で下顎切歯は元の位置に戻るが，ときには若干ずれていることもある．歯の干渉を削除してあるし，テーブルがあるので安心して誘導できているので，この位置が正確である．そこで，閉口位あたりに少量のパターンレジンを筆積みして中心位誘導し，硬化を待つ．この下顎位は再現性があるので，普通に閉口しても同じ位置に閉口する．ジグの圧痕を整形して浅くし，周囲をフラットにする．

　ジグを装着した状態で臼歯部にパターンレジンを盛り上げ，静かに閉口させると自然にジグの圧痕に下顎前歯が入り込むので，その位置でやや強めに閉口してもらう．ジグが支点となり左右の閉口筋が力点による力で下顎頭が関節結節に圧接される．この位置が中心位である．臼歯部の記録は，整形して模型に収まるように圧痕をなるべく浅くする．これで中心位の記録と準備ができた．

5）フェイスボウトランスファーからマウントまで（図5）

　各咬合器の仕様に従って行う．筆者の診療所では，パナデント咬合器を用いている．丈夫でがっちりしていれば，術者が好む半調節性咬合器を用いてよい．歯列模型のマウントにはなるべく膨張係数の低い石膏を用いる．マウンティングストーンあるいは超硬

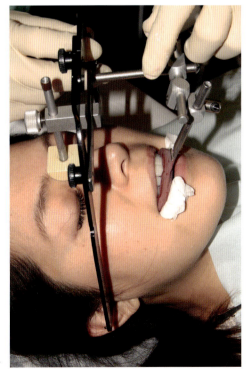

図5　フェイスボウトランスファー

第14章 咬合診断

石膏をスラリーウォーターで練和したものを用いる.

　はじめに上顎模型をフェイスボウを用いてマウントする. 次いで上顎歯列に先の咬合記録を介して下顎模型を乗せて, 石膏を注ぎ咬合器の下顎部分を圧接して, 浮き上がらないようにしっかり支えて石膏の硬化を待つ. このとき咬合器のインサイザルピンの目盛りは"0"にセットしておく.

　以上のプロセスを経て, 咬合器上での咬合診断は, 咬合記録を除去して下顎位のずれ, 早期接触や咬合干渉を外部から目で見て行うことができる. また, スタビライゼーション・スプリントも同じプロセスで, マウントした咬合器上で製作する.

中心位の誘導法

　できれば顎関節部CBCT画像があったほうがよい. なければパノラマX線写真の顎関節部画像を参考にするが, 関節結節と下顎頭の形態を知っていると, より現実的で正確な誘導と記録ができる.

　さらに, 関節の動きが把握しにくかったり, 誘導に対して抵抗があるときには, 次の解決法がある.
- ・コールドレーザーのような理学療法装置で, 咀嚼筋や関節包内部を調整する
- ・マニピュレーション（運動療法）を行って, 咀嚼系全体をリラックスさせる
- ・アクアライザー®などのスプリントを, しばらく噛んでいてもらう
- ・ボトックス®を咬筋へ注射した後, 2～3週後に再び行う

　以上により, 自然に中心位に誘導できることが多い. これらの方法をいくつか組み合わせれば, 可能であろう.

1）体位（図6a）
　患者を水平位に保ち, 頭部をやや後方にのけぞってもらい, 下顎下縁が垂直になるような姿勢をとる.

2）誘導
　術者は患者の後方に座り, **図6b,c**のように左右の拇指をオトガイ部中央にあてがい, その他の指は患者の下顎下縁にあてがってオトガイ部を中心にして左右の下顎頭を前上方に押しつけるように回転させる力を掛ける. この状態で数回の開閉口運動をしてもらって, 上下顎の歯の接触位を探る.

図6 下顎位の採得のテクニック

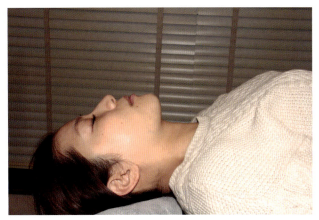

a：下顎下縁が垂直になるように，頭部を固定する

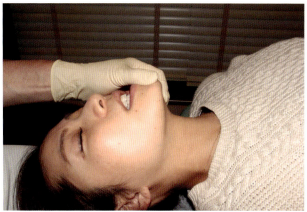

b：患者の下顎下縁に沿って，下顎隅角から前方にかけて拇指以外の4本の指をあてがう

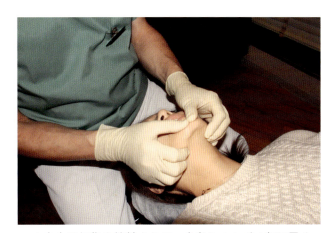

c：左右の拇指を接触させて，患者のオトガイ部に置く．オトガイ部に置いた拇指を回転中心となるようにして，下顎下縁に置いた指で左右の下顎頭をおおむね左右均等に関節結節に押しつける

● 臨床編

第15章 初診時の診断と治療方針・計画

初診時の診断

これまで述べてきた診査の内容をもとに初期診断を下すが，実際には病歴や触診など
を行ううちに，ターゲットを絞って問診，触診を繰り返すことが重要である．

1）除外診断を優先する

除外診断項目は第8章で述べたが，除外するべき疾患を併存していて顎関節症も同時
に患っていることもあるので，除外するべき疾患をもっているという理由で排除するべ
きではない．

2）初診時の診断

DC/TMD の流れを考慮するが，DC/TMD の守備範囲は狭いという欠点があり，実
際にはもっと視野を広げて診断したほうがいいだろう．実際には，主訴の由来を考えて，
学会の分類や DC/TMD とは関係なく臨床的な診断を下すことも多い．

3）仮診断に至る道筋

診査の段階で，術者の頭のなかでは可能性のある疾患や状態の候補があがっているは
ずなので，除外診断されるべき疾患の可能性があれば，診断名と診断根拠をあげ，必要
であれば他の医療機関に紹介する．顎関節症にかぎらず，歯科的疾患の可能性があれば
確定診断に至るべき診察や資料の採得を行って，確度の高い仮診断を下す．自院で処置
ができる疾患であれば，インフォームド・コンセントの後に治療に入る．自院での処置
が難しいようであれば，病状解説の後にしかるべき医療機関を紹介する．そのプロセス
は，慢性痛の診断プロセスに従う（10章図1，138ページ参照）．

病状解説

除外するべき疾患であれば，その状況をできるだけ詳細に示して今後の相談をする．
そして他院に紹介するべき疾患や状況であれば，解説とともに資料を添えて紹介状の作
成に取り掛かる．

顎関節症と診断されたときには，入手した患者の資料をもとに，どのような経緯で顎
関節症と判断したのか病状解説を行う．なぜ発病したのか，治るためにはどのような治

170

療と注意が必要なのかを，患者の腑に落ちるような解説が必要である．この病状解説は，治療のスタートにもなるので最も大切である．「腑に落ちる」という感覚で患者が自身の疾患を理解できれば，この後の治療も非常に円滑に進む．

患者の腑に落ちる説明ができないときには，術者も病状をしっかりと理解していないということでもあるので，今後の治療も難航するし，「何となく」治療を行うことになるので，壁に突き当たったときにはなすすべが失われてしまう．もし，きちんとした説明ができないようであれば，無理をせずにしかるべき医療機関に相談をするべきである．決して見よう見まねで治療を行わないこと．

「以前にこのような患者にこんなことを試みたらうまくいった」というような，経験則に従った治療行為は最も危険なので避けること．これを「レスキューファンタジー」という．

治療方針の選択

仮診断に基づいて治療方針が選択されるべきである．この，治療方針についてはさまざまな選択肢があるが，そのいくつかを患者の体力や環境に即して考え，自院の実力も考慮に入れて考える．

除外された疾患にはそれに見合う治療方針があるので，患者の症状のうちの顎関節症の治療方針であることを断り，顎関節症の治療方針のみを述べる．基本的にこの時点での治療方針は，大雑把な流れを決めるだけでいい．

治療方法の選択

仮診断と治療方針に基づいて選択する．ここでは治療方法はいくつかの種類があるが，それらのうちの一つを選択するか，いくつかを組み合わせて治療を行う．通常は数種類の治療法を組み合わせ，患者の症状に即して取捨選択する．

治療方法は大きく，
① 歯科的治療
② 理学療法と運動療法
③ 薬物療法
④ 食事療法
に分けられ，次章以降で具体的な方法を示す．

● 臨床編

第16章 歯科的治療法

　顎関節症患者に対する歯科的治療法は，大きくスプリント療法，咬合調整，咬合再構成に分けられる．

　ここからは，各方法について詳細に説明する．

スプリント療法

　従来からスプリント療法は顎関節症治療の根幹をなすものであったが，一般的論文（エビデンス）によれば効果がないという結果が大勢を占めている．スプリントの効果について多くの研究が行われ，所見を集め，統計学的に解析すると，効果があるという実証が得られないということである．ところが，実際の顎関節治療では多くの臨床家がスプリント療法を行っているし，筆者もスプリント療法は必須のものと思っている[1]．

　筆者もスプリントに関するたくさんの文献を読んだが，たしかにスプリント装着によって筋緊張が低下したという所見はないようである．ここに大きな誤解があって，多くの研究ではスプリント装着によって筋の過緊張がコントロールできないと言っているにすぎない．しかし，筆者はほとんどの症例にスプリントを用いており，それが有効であることを患者，術者ともに実感している．というのも，筆者がスプリントを用いる理由は筋緊張の低下を目指すものではなく，①顎関節部を機械的負荷から守る，②下顎位を決定するという2点が目的だからである．なお，安定した下顎位を決定するという目的は，何らかの理由で咬合再構成をすることなので，顎関節症を直接治療するという目的で用いるわけではない．

1）スタビライゼーション・スプリント

　最も一般的に用いられるスプリントであるが，すでに述べたように顎関節症に対する治療効果は完全ではない．しかも正式に製作しようとするとかなり手間がかかるので[1]，最近では筆者も簡易型を用いることが多い（**図1**）．使用目的は以下の2つである．

　スタビライゼーション・スプリントの基本は，下顎位が中心位にあることである．つまり，スプリントを装着して閉口したときに安定する位置では，左右の下顎頭は中心位にある．ただし第3章で示したように，中心位そのものも顎関節部の状況で変化するので，そのときの中心位ということになる．逆に考えると，スタビライゼーション・スプリントは中心位の変化のモニターになる．顎関節症症状が改善した後に咀嚼機能回復を行う際，下顎位の安定をモニターするのに有効である．

　開口障害があって，後述するリポジショニング・アプライアンスを製作するのに必須

172

図1 簡易型スタビライゼーション・スプリントの製作方法

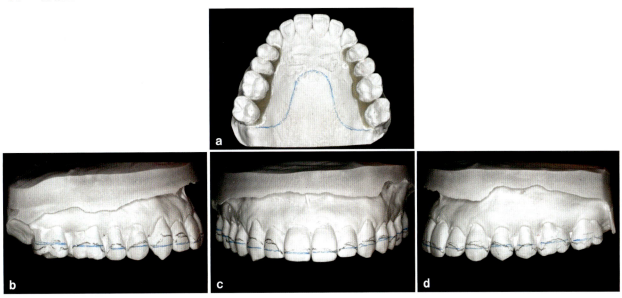

a〜d：外形線の付与

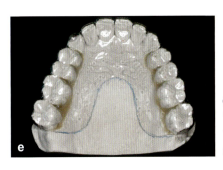

e：矯正用透明レジンにて外形線に従って盛り上げ，概形を作る．バキュームフォーマーにてスプリントのベースとなる概形を作る

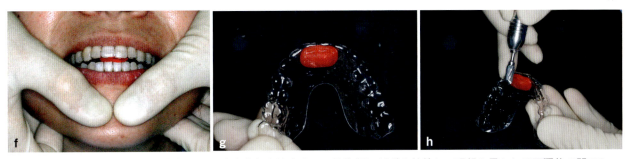

f〜h：前歯部にジグの段階で付与したい咬合高径を決定する．前歯部にジグを付着し，理想と思われる下顎位で閉口し，歯の圧痕をジグにつける．前歯部にジグをつけ，ジグの面をフラットにして干渉をなくし，下顎位が安定するのを待ってから，その位置を常温重合レジンで記録する

i：ジグをつけ，スプリントのベース上に比較的ゆっくり硬化する常温重合レジンを混和して，必要分だけ盛り上げる

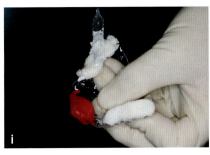

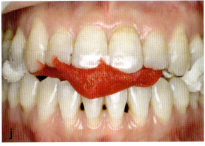

j：レジンを盛り上げたベースを口腔内にしっかりと戻し，ジグに合わせて閉口させる．そのときの下顎位は，アップライトでも水平位でもかまわない

第 16 章　歯科的治療法

図1　スタビライゼーション・スプリントの製作方法（つづき）

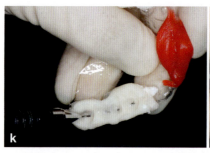
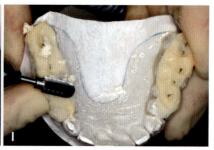

k：添加したレジンがしっかり硬化するまで待ち，フレームについた歯の圧痕の最深部に鉛筆で印をつける

l：はじめは歯の圧痕の最深部をつなげるように削る．そのときに左右の高さが顔面に対して水平になるように気をつける

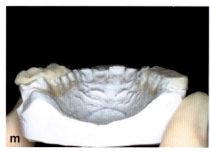
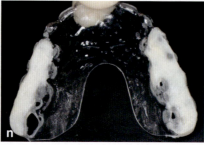
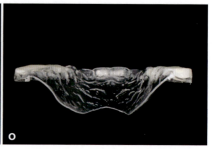

m〜o：歯の圧痕を全部拾おうとすると凹凸ができるので，かなりの部分を無視してかまわない．最小限，左右の最後方歯と第一小臼歯の圧痕があれば十分である

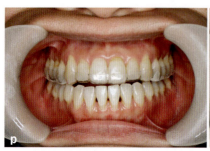
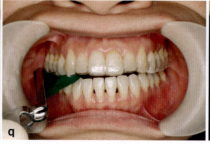
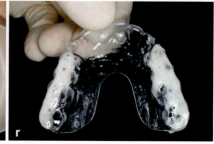

p：前歯部は接触させない．状態によっては，全く無視してもかまわない

q,r：口腔内に戻して接触をチェックする

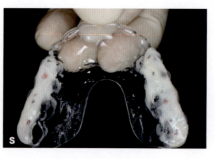

s：閉口時に左右が同時に接触することと，側方運動が円滑にできるように，干渉部分を整理する．誘導路については，なるべく水平にするが，基本的には無視してかまわない

174

の下顎歯列の印象が取れないときに，まずは少ない開口量で印象が取れる上顎歯列の模型でスプリントのフレームを作り，フレーム上で簡易型スタビライゼーション・スプリントを製作し，夜間の顎関節部負荷を軽減する目的で用いる．ある程度改善して開口量が下顎歯列印象に十分になったら，リポジショニング・アプライアンスの製作に取り掛かる．

2) リポジショニング・アプライアンス

リポジショニング・アプライアンスは，以前はクローズドロックのマニピュレーション後に，関節円板の補足安定を目的として昼夜を問わず装着し続ける目的で考えられていた．現在では，顎関節部を安静にする目的で，睡眠時のみ使用されるようになった．

しかし，製作法と使用法が難しく，調整法を間違えると為害作用が強く現れるので，使いこなすには一定のスキルが要求される．この点をご理解いただいたうえで，比較的簡便な製作法を供覧する（**図2**）．

咬合調整法

顎関節症の治療において，咬合調整を行うことはきわめて少ない．少なくとも，初診や初診からまもない症例において，咬合調整は禁忌と言ってよいだろう．また，咬合違和感を訴えて来院した例においては，咬合調整は絶対的禁忌と言ってよい．なぜなら，多くの咬合違和感を訴える患者の脳は，すでに中枢性感作を受けて咬合（上下の歯の接触感や何かわからない感覚）について非常に過敏になっていて，通常のロジックでは説明できない感覚を訴えるようになっているからである．このような患者は，メンタル面の問題（心理社会的問題）があると誤解されている可能性がある．この中枢性感作については，すでに第9章で咬合関連不快感との関係を述べたが，この感作を解くには投薬と長期間歯を触らないでいるということが大切になる．

しかし，筆者はまれに咬合調整を行うことがある．それは，下顎智歯が挺出して，少しの前方・側方運動で干渉を起こしているようなときである．

咬合再構成

顎関節症の症状改善後に咬合再構成が必要な症例がある．

まず，変形性顎関節症の患者であるが，治癒すると明らかな咬合変化が見えてくる．片側あるいは両側の下顎頭や関節結節が変形するのであるから，当然だろう．

また，矯正治療や補綴治療後の顎関節症では，それまで間違った下顎位で治療されていたものの生体の耐性で症状が生じていなかったが，精神的ストレスなどがきっかけとなって自覚症状が出現したと考えられる．そこで顎関節症治療を行うことで，下顎頭の

第16章　歯科的治療法

図2　即時リポジショニング・アプライアンスの製作方法

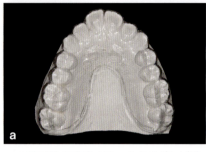
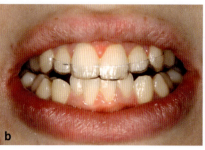
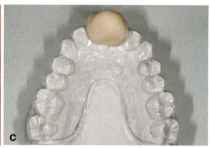

a：外形線を設定する．大きすぎれば違和感が増し，小さすぎれば安定に欠ける

b：フレームを装着して安定性を確認し，関節を保護できる閉口位を確認する．通常は中心位閉口位の前方3〜4mm

c：硬化時間に余裕のある常温重合レジン塊を前歯部に乗せる

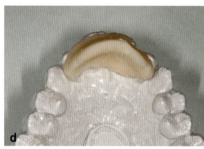
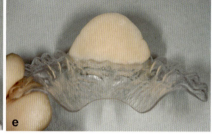

d,e：レジン塊をスプリントのランプ部の，おおよそ外形に整形する

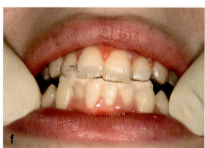
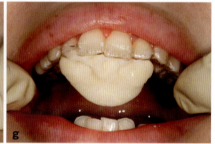

f,g：レジン塊が柔らかい間にフレームを口腔内に戻し，さきほどの閉口位で閉口させて，舌にてこの塊を前方に押しつけてもらう．ここでランプに下顎前歯の圧痕をつける

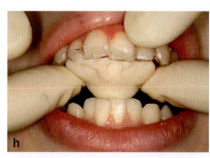
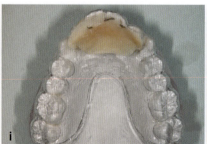
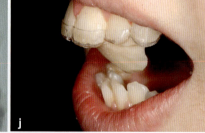

h：自然な閉口運動中に，下顎前歯がランプ部の前方斜面になるように角度を調節する

i,j：このまま硬化を待ち，ランプの形態を整える

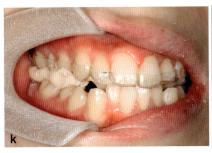
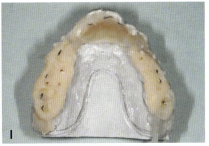

k,l：ここで閉口させ，スムーズに下顎が前方に誘導されることを確認した後に，臼歯部に常温重合レジンを盛り上げて閉口させて硬化を待つ

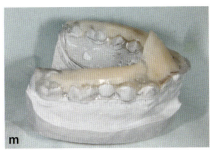
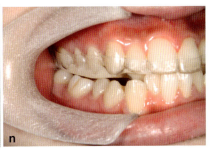

m,n：これを仕上げてリポジショニング・アプライアンスにする

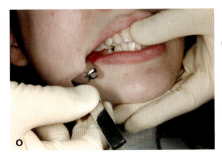

o：スプリントを閉口させて臼歯部のサポートがあることが必須なので，ごく薄い咬合紙で接触しているか否かのチェックが必要．臼歯部のサポートをチェックする際には，患者の閉口筋を使用せず（患者に噛ませないで），術者が患者の下顎を閉口位に誘導する．患者が自分で噛むと下顎頭が上方に上がってしまうので，治療効果が得にくくなってしまうからである

位置のコントロールや噛みしめ癖を改善し，咬合異常を確認できる．このままであれば歯科的障害を放置することになり，再発の可能性があり，咬合再構成が必要となる．

1）咬合再構成の術式

　基本的には従来の補綴と変わることはないが，症状が改善した後でも，さらなる顎関節の形状変化などで徐々に下顎位が変化してくることがある．前述したスタビライゼーション・スプリントで下顎位（中心位）が安定してくるのをモニターして，閉口位の変化がなくなってから咬合の再構成に取り掛かる．

　以下に顎関節症患者への咬合再構成について，注意点を列記する．

① 下顎位はそのときの中心位にする（**図3**）．ただし，中心位は関節結節と下顎頭およびその両者の間に介在する軟組織（正常者では関節円板または偽関節円板）の形状に依存する

第16章　歯科的治療法

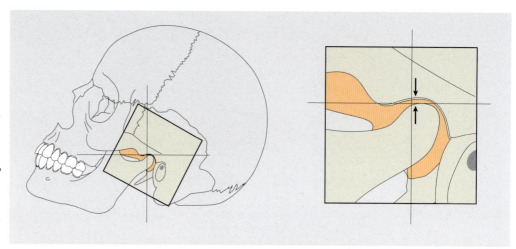

図3　顎関節を構成する骨は関節結節と下顎頭なので，後方に回転させた状態で考えるとわかりやすい．これら2つの骨が密着した状態を中心位といい，関節円板は介していても介していなくてもよい

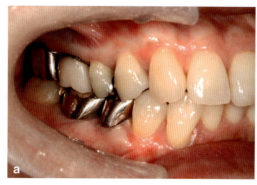
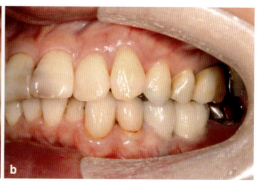

図4　下顎頭の吸収で下顎が後退し，犬歯誘導は難しい（b）

② 誘導路は犬歯誘導にこだわらず，小臼歯あたりのグループドファンクションでもかまわない．むしろ，下顎頭の吸収で下顎が後退し，上下顎の犬歯同士が接触できない例がほとんどである．したがって，犬歯誘導は多くの例で無理ということになる（図4）

③ 誘導路の角度は，できるだけ緩やかがよい（図5）．症状がなくなってきた後でも，顎関節部の損傷が治癒してくるとジョイントスペースがさらに広がって，損傷した側の下顎頭が前方に移動することが多いからである．急峻な（スティープな）誘導路だと，下顎頭の移動に伴うに伴う下顎全体の回転移動を妨げるために，新たな症状の再燃を招く．穏やかな角度の誘導路であれば，わずかな調整でコントロールできる

④ 前歯部は接触させない．誘導路の設定と同じ理由で，下顎頭が徐々に前方に偏位してくることが多いので，はじめから接触していると顎関節部の治癒の妨げになる

⑤ 臼歯部の咬頭は平らになる．誘導路が緩やかな角度であることと，下顎頭を支える組織（関節包）が緩んでいる例が多いこと．そして，関節包の中で下顎頭が短くなっているので，結果的に下顎頭を支える組織がたるんだ状態になり（図6），下顎頭は下顎運動時に下顎窩の中をどの方向にも比較的自由に動く．そのため，咬合干渉を避けるためには臼歯部の咬合面は平面になってしまうことが多い．また，靱帯の緩みば

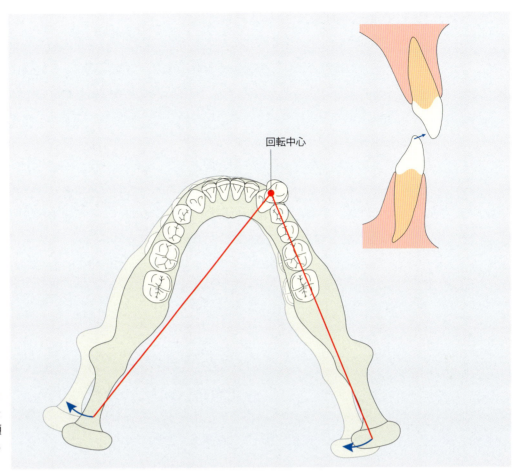

図5 誘導路が急峻すぎると，誘導路を回転中心にして下顎全体が側方に揺すられる

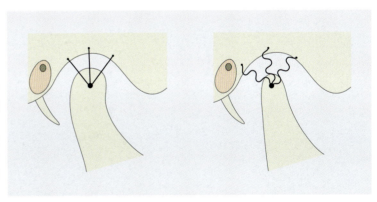

図6 見かけ上，緩んでしまった靱帯は下顎頭をしっかりと支持できないので，下顎位が安定しない．このような場合には筋肉の制御はあてにならない

かりでなく関節結節の吸収変形があることが多く，通常の咬合理論はほとんど役に立たない．もちろん顎関節包内部での変形のレベルや癒着の状態によって，大きく異なった下顎運動状態になる

⑥ 咬合採得時には，あらかじめマニピュレーションで関節包内部の滑液の循環を促しておく

2) 顎関節症患者に対する咬合再構成

顎関節症における咬合についての筆者の考えは，第3章を参照してほしい．

筆者の経験では，顎関節症の治療が進んだ結果，明らかな咬合異常が発見されることが多い．それらの多くの例では，下顎頭の変形吸収の結果生じたものが多く，当然ながら咬合を作らなければならない例がほとんどである．つまり，顎関節症が原因で生じた咬合異常ということになる．そのような症例の多くで，吸収変形した側でなく反対側の顎関節部で疼痛を訴える．吸収変形していない健常側の下顎枝は，吸収側よりも長いので，本来ならば臼歯部は開咬のはずであるが，噛みしめ癖などがあると咬頭嵌合位が維持される．その結果，健常側の顎関節に圧迫力が生じ，関節空隙が狭くなって循環障害が起こり，疼痛などの障害が生じるのである．

顎関節症で咬合再構成を必要とする例は，患者にとって都合のよい下顎位と実際に与えられている咬合に大きなずれがあって，大幅な修正を必要とする場合であろう．患者が若年者であり，下顎非対称のような例であれば，補綴よりも歯列矯正や骨切り術のような外科手術が適応症となるであろうし，若年者であってもすでに歯列矯正を受けていたり，矯正でアクセスできないほどの微妙な咬合異常であれば，補綴的な咬合再構成が必要である．また，すでに補綴を受けているような例であれば，補綴物の変更が必要になるのであろう．ここで強調しておきたいのは，咬合再構成の際に手をつけるべき歯は最小限にとどめるべきであるということである．

下顎位の修正を行う症例と，変形性顎関節症治療後の症例を，咬合再構成にフォーカスを当ててそれぞれ供覧したい．

症例 1　下顎頭の位置の異常

患者：23歳，女性，会社員

主訴：発音しにくい，頭痛，肩こり

初診時の咬合（1-1 ～ 1-3）：中心位閉口位と咬頭嵌合位のズレは大きく，中心位に誘導すると下顎は右側に偏位して右側の歯のみが接触し，左側歯列は大きく開咬の状態になる（1-4 ～ 1-6）

初診時のX線所見：右側下顎頭が左側に比べて短い．左右下顎頭の表面に骨のエロージョン（びらん）のような像が見られる．念のためにCTを撮影したところ，咬頭嵌合位では心配された骨のエロージョンはわずかで，むしろ右側下顎頭と下顎窩の位置が前下方に牽引されている像が見られた

初診時仮診断：下顎位のずれによる違和感

治療：一般的なセルフコントロールの指導のほか，関節を守るために就寝時装着用のリポジショニング・アプライアンスを装着した．関節症状が緩解するのを待ってスプリントを中心位の安定を図る目的のスタビライゼーション・スプリントに変更した．中心位が安定してから肩や背中の痛みはなくなっているし，発音障害は気にならなくなった

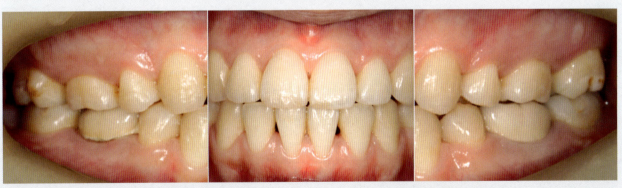

1-1 ～ 1-3　初診時口腔内写真．咬頭嵌合位は安定しており，キレイに仕上がった歯列矯正後の写真

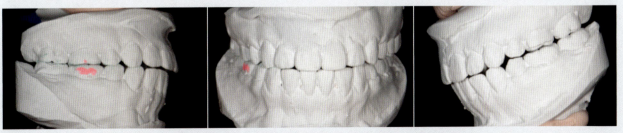

1-4 ～ 1-6　症状が落ち着いたので，咬合の設計を咬合器上で行った．その結果，左側臼歯部は大きくオープンバイトになった

第 16 章　歯科的治療法

症例 1

咬合再構成：

　治療開始後約 10 カ月で下顎位が安定したので，中心位で下顎位を記録し（**1-7**），咬合器上で咬合再構成のプランを練った（**1-8 ～ 1-10**）．その結果，右側臼歯部のわずかな咬合調整と，左側臼歯部の咬合接触関係を保つ補綴で下顎位が安定することを確認した．プラン通り口腔内での咬合調整を行ったところ，ずいぶん話しやすくなったということである．

　治療開始から約 1 年後に，プラン通り上顎左側臼歯部に咬合接触を図るための歯冠修復物を製作し，合着した（**1-11 ～ 1-13**）．装着後，下顎位が安定し，発音障害や頭頸部痛も消失した．術前の CT 画像でみられた右側顎関節部下顎窩と下顎頭の過剰なスペースが，理想的な中心位の関係になっていることを確認した．

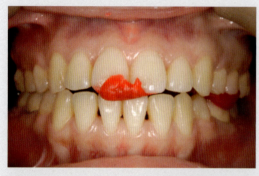

1-7　咬合採得

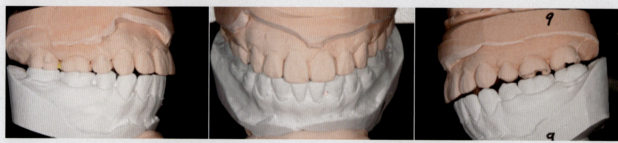

1-8 ～ 1-10　右側も臼歯部のみが接触し，十分な接触関係が得られなかったので，模型上で削合を施した．右側は全体的に接触できるように設計した．このように削合することで，患者への侵襲を最小限にすることができると考えた

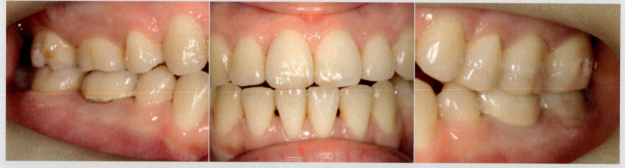

1-11 ～ 1-13　左側臼歯の接触関係を得るために，設計に従って左側小臼歯と大臼歯 2 本を歯冠形成し，咬合採得した．この咬合採得に従って，左側臼歯にセラミックスの歯冠修復物を製作し，セットした

症例 2　顎関節部の変形を伴う症例

患者：47歳，女性，医師

主訴：咀嚼時に右側顎関節部疼痛があり，食べられるものが少ない

初診時の咬合（2-1～2-3）：咬頭嵌合位で噛みしめると，右側顎関節部に疼痛あり．マニピュレーションで疼痛は消失するが，右側の臼歯部がオープンバイトになる．中心位で閉口すると，左側前歯部のみが接触する

初診時のX線所見：左側上顎大臼歯部は欠損．初診時パノラマX線写真（2-4）では下顎頭は左側で短く右側で長い．関節の変形はかなり以前に生じているようであるが，CT（2-5, 2-6）にて確かめたところ，左側下顎頭は変形しており鳥嘴状を呈していた．さらに右側顎関節では変形はなく，下顎頭が下方に牽引された状態であることがわかった

初診時仮診断：咬合異常と噛みしめ習慣が原因の関節過負荷と外傷

治療：歯科的処置を行いながらセルフコントロールを指導したほか，夜間の噛みしめから顎関節を守る目的でリポジショニング・アプライアンスを装着した．疼痛は消失したが，食事をとりにくい状況は変わらなかった

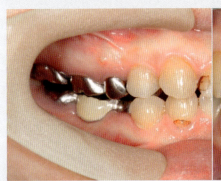 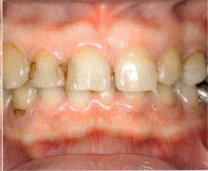 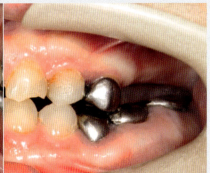

2-1～2-3　初診時口腔内写真．咬合高径が極端に低い．左側上顎欠損もあり，それに伴う左側下顎臼歯部の挺出もあって，顎関節症でなくても難症例であることを予想させる

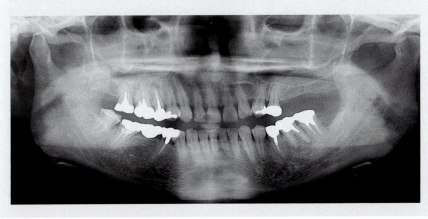

2-4　初診時パノラマX線写真．左右下顎頭に変形が認められる．右側は下顎頭頂点がとがっており，左側はつぶれて短くなっている

第 16 章　歯科的治療法

症例 2

咬合再構成：
　スプリントをスタビライゼーション・スプリントに変更し，中心位が落ち着くのを待った．落ち着いた後，初診から 1 年 8 カ月で咬合再構成を終えた（**2-7 〜 2-10**）．

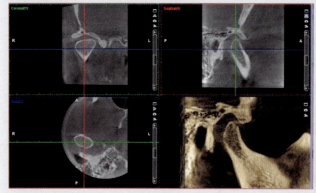 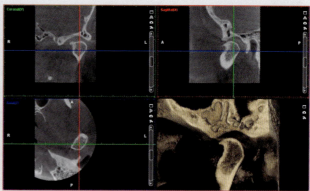

2-5, 2-6　初診時 CT

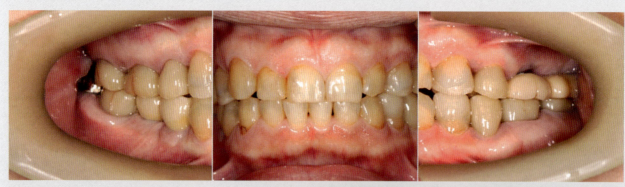

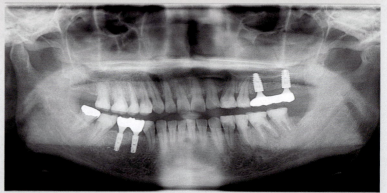

2-7 〜 2-10　咬合再構成後

文献

1）顎関節症臨床医の会編．顎関節症スプリント療法ハンドブック．医歯薬出版，2016.

●臨床編

第17章 運動療法と理学療法

　筆者は，運動療法と理学療法を同時に行うことが多い．どちらも歯科だけでなく，他の筋骨格系の疼痛や疾患に対して用いられる手法であり，しかも顎関節症治療には必須のテクニックである．筆者の外来では，通院患者に理学療法と運動療法のみの施術で終了してしまう日も多い．

運動療法

　運動療法は，機械的ダメージでの関節包内部での炎症性サイトカインの蓄積による慢性炎症や組織破壊を，初期の段階で滑液によって洗い流す効果があると考える（第6章参照）．さらに，変形性顎関節症に陥っていても運動療法を行うことで，炎症性サイトカイン類を少しでも循環させて局所的濃度を下げ，疼痛を看過させることができる．したがって，運動療法の主たる目的は咀嚼筋群のストレッチではなく，滑液循環を促すことにある．

1）手指による運動療法
　臨床家として，顎関節症の患者を診療するときに最初に考えるのは，少しでも早く症状をとって楽にしてあげたい，ということであろう．ところが，顎関節症は主訴や症状のバリエーションが多く，それに応じて対処の方法も種々ある．

　たとえば，疼痛に対してNSAIDsを投与して様子を見るとか，咬合の違和感に対して咬合調整を試みるなどであるが，これらの方法は正しい診断が下される前に行われるべき処置ではない．疼痛においては慢性痛であったり心因性の疼痛もあるので，これらに対してNSAIDsは無効であろう．ましてや咬合調整のような不可逆的処置は，確定診断が下されインフォームド・コンセントがなされてはじめて行われるべき処置であろう．

　このような場合，まずは患者の症状を改善し，予後を安定させるために理学療法が有効であることは明らかである．そのなかでも運動療法は，特殊な器具，用具を必要とせず，自覚，他覚症状を即座に改善する効果があり，臨床家の引き出しの一つとしてもっていると非常に重宝である．少なくとも筆者の顎関節臨床においては欠かすことのできない技法であり，ファーストチョイスの一つである．運動療法についての詳細は，筆者ら「顎関節症臨床医の会」がまとめた著書[1]があるので参考にしていただきたい．

（1）運動療法の実際
　運動療法・マニピュレーションは，基本的に顎関節を中心に考えている．特に関節円板の存在よりも関節腔内部での滑液の循環に目を向けている．滑液は関節腔内部での栄

養，酸素の補給と老廃物の運搬を行っているが，長時間の閉口など同じ下顎位をとり続けることで滑液の循環が損なわれることがある．そのようにして生じた顎関節症例に対して，運動療法で滑液を循環させ，さらにマニピュレーションで滑液が届かなくなった関節空隙を広げて積極的に新しい滑液を循環させることで，発痛物質を洗い流し，自覚，他覚症状を改善させることができる．さらに，新しい滑液を循環させて関節痛を改善させることで，関節周囲の筋，すなわち咀嚼筋の硬結をも改善することができる[2]．

実際の方法は図1のように，患者の臼歯部に術者の拇指を置いて下顎を前下方に押し下げることで，関節空隙を押し広げる．その際の開口量は最小限とし，力はできるだけ大きく長くするが，1分間程度を目安にしている．この力に抵抗する組織は筋肉ではなく，外側靱帯である．この組織は非常に強く，指の力で異常をきたすことはない．

術直後の開口は円滑で，筋のストレッチは行っていないにもかかわらず咀嚼筋の硬結部は柔らかくなり，顔面，頸部の疼痛が改善する．

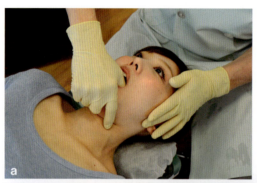

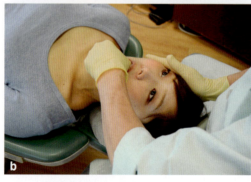
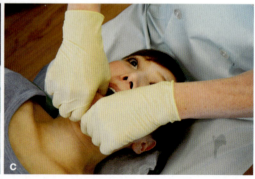

図1　関節腔を広げる術式
a：はじめに左側下顎頭を前下方に牽引する．力の強さは患者が苦痛を訴えないかぎり，できるだけ強くする．この力の反作用として，右側下顎頭に上方へのベクトルが働く．牽引持続時間は1分間である
b：左側のマニピュレーションで右側下顎頭は上方偏位しているはずなので，対側のマニピュレーションは必須である．右側に対してもできるだけ強く前下方への牽引を行う．このときには反対側の下顎頭は上方への圧縮力が働いていることを意識する．持続時間は1分間である
c：左右の下顎頭はそれぞれの圧迫と牽引で動きやすくなっているので，整理する意味で左右の下顎頭を同時に下方に牽引する．このときの力の方向は切端を上方に，下顎頭を下方に牽引するような回転力である．持続時間は同様に1分間である

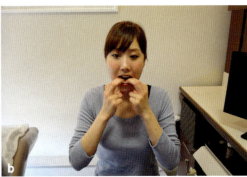
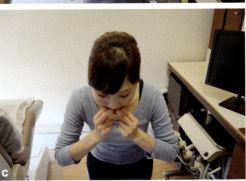
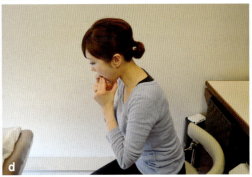

図2 自己牽引療法
a：やや前傾姿勢をとり，下顎前歯部に小折ガーゼを置く
b：両手の示指・中指を下顎前歯部にかける
c,d：下顎を重力の方向へストレッチさせる．約10秒間を10回程度をめどとする

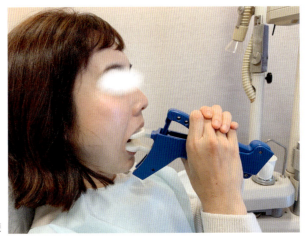

図3 セラバイト®による開口訓練

（2）自宅で行う運動療法

図2のように，左右の指で下顎前歯部をつかんで下顎を前方に牽引するのだが，腕が体から離れると力が入りにくい．そこで顔面を下に向けて脇を締めて牽引してもらうと，力が入りやすく実行しやすいようである．力の大きさと移動距離は下顎につっぱり感が出るまでである．牽引して20〜30秒ほど維持してもらう．戻すときはゆっくりと行う．

2）機器を用いた運動療法

運動療法を行うにあたり，まずは手指を用いて治療する．しかし，誘導時の抵抗が大きいときや，自宅での器械的ストレッチが難しいときには，専用機器を用いると効果的である．筆者はセラバイト®という開口訓練専用機を用いて効果をあげている（図3）．

第17章　運動療法と理学療法

理学療法

　かなり以前から，顎関節症治療に理学療法は用いられてきたが，あまり効果は期待されていなかった．しかし，現在の筆者の臨床において，理学療法を抜きにして考えることができない．これまでの理学療法における代表的な物理的刺激は，電気パルス，超音波パルス，光照射がある．

1）電気パルス

　低周波治療器として筋肉に電極を貼付してパルスに応じて筋の収縮を促し，マッサージ効果を期待する．歯科の領域ではマイオモニターという機器が用いられていた．このような治療器は，整形外科の領域では普通に用いられている．

2）超音波

　皮膚にジェリーを塗布して，プローブからの振動を皮下の筋肉や血管に送って循環を改善する．筆者も数年間使用したが，顕著な効果を確認することができなかった．

3）光照射

　昔はタングステンランプによる強い光の照射が用いられて，皮膚科領域では一定の効果が得られていたが，顎関節症の治療には適していない．さらに，スーパーライザーというハロゲンランプの光をフィルターを通して照射する機器が開発された．筆者も使用してみたところ，一定の効果は得られた．しかし，ないと困るというレベルではなかった．

4）レーザー

　筆者の臨床では，Lumix2® という商品名のレーザー光の照射機を星状神経節，顎関節部，咀嚼筋肉の硬結部位などに照射することで，大きな効果を発揮している．効果発現理由の詳細については筆者らの書籍[3]を参考いただくとし，顎関節症治療の実際を述べる．

（1）顎関節症治療において期待する効果

　まず，疼痛緩解作用であるが，直接神経に作用して過剰な興奮を抑える[4]．したがって，患者が疼痛を訴える部位に照射を行えば，その部位に異常がある場合には何らかの自覚的変化が認められるはずである．また，口腔顔面領域の創傷治癒を促進し，創傷部位の発痛物質放出を抑える．

　さらに，鑑別診断にも効果を発揮する．反応がはっきりしない，あるいは無反応である場合には，原疾患の部位錯誤，詐病や精神的な問題を考えなければならない．筆者は診断が難しいと感じた症例には疑わしい部位に照射し，原疾患の部位を探ることがある．

188

除外診断や他疾患との鑑別に大いに役立っている.

（2）照射量

一般的に言われていることは，照射量は少なすぎれば効果がないか，少しの効果しか出なくなる．また，適量よりも多すぎると弱くなるか無効になり，さらに量が多すぎると逆効果になると言われている.

通常の使用法では，表層であれば，1カ所数分ごとに移動，星状神経節のような深いところであれば10分，咬筋や側頭筋のような比較的浅層であれば4～5分で移動するようにするとよい．また，深いところに照射目的の部位がある場合では，光が拡散しているので一度に広範囲に照射できる.

残念ながら，照射量の問題は重要であるにもかかわらず，考慮すべき要素が多すぎ，最適量については不明点が多い．そこで，各メーカーが計算と経験上から導き出しているので，使用時はそれに従うべきであろう.

（3）照射頻度

照射頻度については明確なグラフがあり，あまりにも高頻度であればかえって状況が悪くなる．最初は比較的高頻度で，3回目以降は徐々に頻度を落とすようにする[5]．一般的に言えば，プログラム1の照射を1週間に3～4回とし，その後には1週間に1～2度の照射をするのがよいだろう.

（4）照射部位

損傷部位の治癒促進効果を期待するときには，損傷部位とその周囲に直接照射する．歯頸部知覚感敏でも，歯冠部あたりと根尖部あたりに照射する．創面と歯には直接接触するように照射する．不潔にならないように，プローブをクッキングラップなどでカバーして用いる.

・星状神経節

頸部にあり，神経細胞が結節状に集合したもので，星状神経節は首のつけ根付近にあり[6]，この神経節には頭・顔・首・腕・胸・心臓・気管支・肺などを支配している交感神経が集まっている．この部位が興奮すると，関連部位の興奮性が慢性的に高まって血管系が収縮し，局所で疼痛関連物質の蓄積があり，痛みの持続や増強が起こる．その結果，慢性痛が生じたり，いわゆる予期しない身体症状発現の元になったりする.

この交感神経系の興奮を抑えるため，交感神経ブロック施術の応用範囲が広い[6]．神経痛を含む頭頸部の各種症状に対しては星状神経節ブロック（SGB）が第一選択となるのだが，手技が難しく危険も伴う．しかし，Lumix2®による星状神経節近傍照射（SGR）は安全で，しかもその効果は各種基礎実験と臨床報告で証明されている[7].

筆者は頸顔面痛を訴える患者のほぼ全例に，SGRを行っている．照射部位は鎖骨から約1～2横指上方で胸鎖乳突筋と甲状腺の間のV字型の胸鎖乳突筋と内頸静脈や頸動脈を外側に圧排して，この谷間に深めにプローブを押し込んで後方の頸椎付近にある星状神経節近傍に向けて照射する（図4）．レーザー光が直線方向に当たらなくても，

第17章　運動療法と理学療法

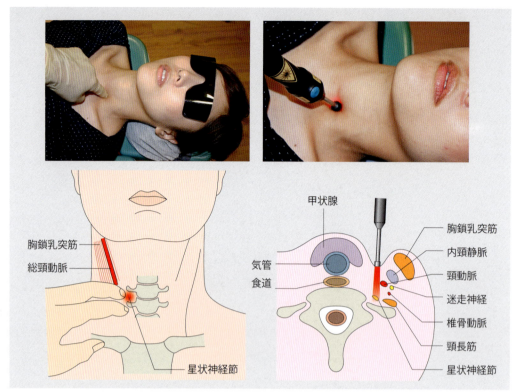

図4　星状神経節への照射と星状神経節の位置
（模式図は大塚ほか，2000[6]）をもとに作成）

　大体の方向が正しければ内部に行くに従って拡散域が広くなるので，SGRが可能である．効果は照射直後から発現し持続する．患者は体が温まり，気分がよくなって懸念の痛みも消失したという．

・顎関節部（触診にて確認後）

　筆者は経験的に，咀嚼筋痛の多くは顎関節部疼痛に由来すると考えている．しかし，噛みしめなどの影響で筋筋膜痛などが生じた例に対しては，この部位の照射は無効である．咀嚼筋痛の原因を探る意味でも，有効な部位である．

　照射時には基本的には開閉口運動をさせ，滑液の循環を促しながら行うが，プローブは術者が考える病変の中心部に向ける．照射部位は，以下のように顎関節部外側から，外耳孔から下顎頭後方に照射，下顎枝後縁から円板後部組織に照射する．

① 外側から（表皮から）：照射するべきポイントは下顎頭頸部と関節空隙である（図5a）．下顎頭頸部では関節包の病変，関節空隙では関節腔内部での病変を考えたときの照射法である

② 外耳孔から：外耳孔から前内方の関節空隙や関節包内側部に病変があると考えたときに照射する．開閉口させながら照射すると，より有効である（図5b〜d）

③ 下顎枝後縁（耳介下部）：この部位から上内方に向けて照射する．関節円板後部組織の後方にある疎な結合組織における疼痛を考えたときに照射する．この部の照射域は下顎頭内方域，外側翼突筋全体，内側翼突筋起始部，側頭筋内側起始部である．この部の照射は関節痛を訴える症例に対して，かなり有効である（図5e）

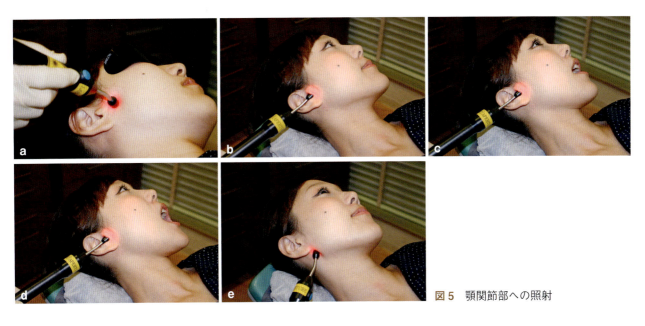

図5 顎関節部への照射

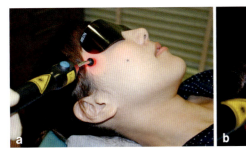 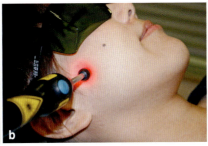 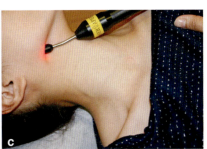

図6 咀嚼筋への照射

- **咀嚼筋**

　筋の触診によりトリガーポイントを探る．① 側頭筋，② 咬筋，③ 内側翼突筋の順に触診して硬結部分（柵状硬結）を探り，強めに圧迫して疼痛（ジャンピングサイン）を訴えるか否かを判断する．各硬結部位に照射すると直後から疼痛は消失し，硬結が溶けるようにして消失する．

① 側頭筋：側頭筋の関連痛部位は側頭部から上顎前歯部，臼歯部にまで至っている．しかし，照射をできるのは髪の毛の分布の影響で側頭筋前腹のみである．この部位での照射で目につく効果は「眼がすっきりした」という発言である．側頭筋深部が眼窩後方にあって，同部の疼痛がコントロールされることで，眼の感覚が変化したことによると推察される（**図 6a**）

② 咬筋：咬筋浅腹は上，中，下腹に分かれる．その関連痛部位は上顎臼歯，下顎臼歯部，下顎全般と前頭部に分布する．咬筋深部では放散痛部位は顎関節部付近全体に広がる．照射部位は頬骨弓下縁で咬筋の膨らみの後方の窪みである．ときどきこの部位での照射で，関節痛が消失することがある（**図 6b**）

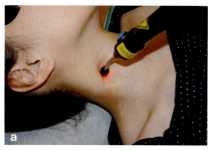 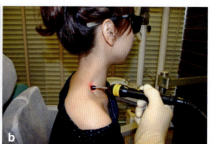

図7 その他の筋への照射

③ 内側翼突筋：内側翼突筋は，閉口時の力による下顎骨の偏位をコントロールする働きをする．この筋の痛みは，翼突下顎隙全体と下顎枝内面全体，そして下顎枝全体の痛みとして放散している．照射の実際は解剖学的分布から難しいが，下顎下縁内面に向かって照射する（**図6c**）．

・その他の筋

咀嚼筋以外の口腔顔面痛関連筋は，① 胸鎖乳突筋，② 僧帽筋を考えている．

① 胸鎖乳突筋：胸骨と鎖骨に起始部がある二頭筋である．トリガーポイントとしての部位は胸鎖乳突筋全体にあり，その関連痛領域は顔面の広域に広がっている．特に後腹の関連痛領域は反対側の前頭部にまで及んでいる．照射は胸鎖乳突筋前腹起始部皮筋，中部，停止部付近および後腹の照射であるが，2分間に1回程度ずつずらしながら全体的に照射すると，広範囲での治療効果を期待できる（**図7a**）．

② 僧帽筋：大きい筋肉で，一部筋束の筋痛は顔面痛として表現されることがある．照射を行うと，患者には顔面の暖かさと疼痛消失感がある（**図7b**）．

文献

1) 顎関節症臨床医の会編．顎関節症運動療法ハンドブック．医歯薬出版，2014．
2) 岩田幸一，加茂博士．実験的顎関節痛発症の神経機構．顎機能誌．2007；13：87-92．
3) 顎関節症臨床医の会編．歯科領域におけるレーザーを用いた疼痛緩和と治癒の促進　コールドレーザー治療のすすめ．医学情報社，2015．
4) 河谷正仁，土屋喜由．低出力レーザーによる末梢神経伝導の遮断．ペインクリニック．1995；16：533-539．
5) Tunér J, Hode L. The new laser therapy handbook: a guide for research scientists, doctors, dentists, veterinarians and other interested parties within the medical field. Prima Books, 2010.
6) 大塚浩司，劔物　修．星状神経節近傍照射．劔物　修編．半導体レーザーによる疼痛治療ガイドブック．メジカルビュー社，2000；42-45．
7) Murakami F. et al. Diode low reactive level laser therapy and stellate ganglion block compared in the treatment of facial paralysis. Laser Therapy. 1993; 5(3): 131-135.
8) Travel JG, Simons DG. Myofascial pain and dysfunction the trigger point manual. Williams & Wilkins, 1983.

●臨床編

第18章 薬物療法と食事療法

　顎関節症の治療に薬物療法は必須であり，期待される効果は主に鎮痛作用である．投薬には診断後の治療に用いられることがほとんどであるが，ときには診断の補助の目的で，投薬の有効性を確認することで用いられることもある．

　使用される薬剤が適応外使用の場合もあるし，薬物ではないが食品に同様の効果を期待できる場合もある．

NSAIDs（非ステロイド性消炎鎮痛薬）

　通常に用いられている消炎鎮痛薬で，代表的な薬品はボルタレン®やロキソニン®である．これらはシクロオキシゲナーゼ1（COX1）阻害とシクロオキシゲナーゼ2（COX2）阻害作用がある．アラキドン酸代謝で生じるプロスタグランジン（PGE2）は炎症や疼痛促進作用があるので，この生成を阻害して消炎鎮痛作用を期待するものである．ところが，PGE2と同時に生成されるPGI2には胃粘膜保護作用があるし，PGE2には胃粘膜血流増強作用があるので，服用することで炎症と疼痛を抑制できるのだが，胃腸障害を起こすという副作用がある．

　さらに詳細に述べると，COX1は常時発現していて血小板，消化管，腎臓に働きかけて血小板凝集促進，消化管粘膜血流促進，腎臓血流維持の働きがある．COX2は炎症促進作用がある．

　従来の古典的なNSAIDsは選択性がないために，COX1とCOX2の両方を阻害していたと考えられていた．そこで，鎮痛消炎作用のみを期待できるNSAIDsとして，選択的COX2阻害薬が開発された．これは胃腸障害が少ないNSAIDsとして期待されたが，COX2には消化管，腎臓，血管内皮に働きかけて胃潰瘍治癒促進効果と血小板凝集抑制効果がある．したがって，選択的COX2阻害薬を用いると心血管合併症を増加させる危険性がある[1]．基本的には副作用のないNSAIDsは存在しないので，患者の状態と期待する作用を考慮して薬品を選択する．

　顎関節症にNSAIDsを用いる目的として，① 痛みが強く日常生活に支障をきたすときの鎮痛消炎，② 顎関節炎における骨吸収防止の2項目が考えられる．

　消炎作用は期待せずに鎮痛作用のみを期待するのであれば，上記の副作用の報告がされていない鎮痛解熱薬のアセトアミノフェン（カロナール®，成人であれば500mg × 2錠）の服用で，ロキソニン®1錠と同等の鎮痛作用があるといわれている．アセトアミノフェンはCOX3阻害薬とも呼ばれていて，脳内で効果を発揮すると考えられている．

　外傷性関節炎に対する消炎効果を期待するのであれば，NSAIDsが有効であろう．本

第18章　薬物療法と食事療法

来もっている抗炎症作用のほかに，関節痛由来のサブスタンスPなどの神経ペプチドの分泌を抑制して，炎症を抑制する機能をも期待できる．

関節炎は関節組織の破壊をもたらし，結果的には変形性顎関節症の原因にもなり得るので，顎関節部の疼痛はすみやかに抑制するべきであり，そのためのNSAIDsの投薬は早めに行うべきである．投薬期間はArnetによれば10日間から1カ月間ということであるが[2]，特に根拠は示されていない．

この段階で疼痛を抑制しておけば変形性顎関節症はある程度予防できるし，疼痛による末梢性感作も予防できるので，後に生じるかもしれない中枢性感作を予防できる．したがって，激しい顎関節痛は早い段階でNSAIDsによる疼痛抑制が必須になる．しかし，漫然とした長期間にわたるNSAIDsの連続投与は鎮痛薬乱用頭痛を生じるので，注意が必要となる．

向神経薬

神経因性疼痛に対して用いられる．

顎関節症の除外診断に加えられる疾患群に神経因性疼痛があるが，口腔顔面痛の領域に含まれるので，除外診断の目的でも用いられる．種類は抗てんかん薬の① カルバマゼピン（テグレトール®），② プレガバリン（リリカ®），③ ガバペンチン（ガバペン®），④ クロナゼパム（リボトリール®，ランドセン®）などである．

向精神薬

精神疾患を治療する目的で投薬されることはない．あくまでも疼痛管理に用いられる．

持続性特発性顔面痛（非定型顔面痛）に対しては，三環系抗うつ薬のアミトリプチリン（トリプタノール®）の有効性が確認されている．さらに，SSRIやSNRIなどの抗うつ薬の投与も試みられている．これらは歯科では多くの場合，適応外使用になるので保険適応にならないことが多い．さらに，持続性特発性顔面痛の症例に必ず効果があるというわけではないことと，効果を発揮するまでは徐々に漸増しなければならない．ところが，便秘をはじめとする口渇，排尿困難などの抗コリン作用があるので，緑内障のある症例には禁忌である．多くの場合，疼痛の状況に比べて副作用が強いということで，患者も服用を止めてしまう例が多い．それでも必要と感じられた場合には，筆者は精神科医に投薬を依頼する．

いわゆる「軽い精神安定薬」であるベンゾジアゼピンが，患者の緊張緩和と筋弛緩作用を期待して投薬されることが多い．ところが山田[3]によると，日本におけるベンゾジアゼピンの投与は，全世界的にみてきわめて異常な投与量と頻度だということである．また，ベンゾジアゼピンは長期投与されると身体的依存が生じて離脱が難しく，無理な

離脱時に重大な副作用が発現する．その症状は頻繁に深刻な睡眠障害，易刺激性，不安と緊張の増加，パニック発作，手の震え，発汗，集中困難，混乱と認識困難，記憶の問題，吐き気やむかつき，体重減少，動悸，頭痛，筋肉の痛みと凝り，多くの知覚変化，幻覚，てんかん発作であると言われており，2018年に厚労省から長期投与に対する制限が発表された[4]．

精神科と連携した，筆者の診療所での向精神薬の症例を供覧する．

症例 1

患者：初診時79歳，女性

主訴（1-1〜1-3）：1日中，左右の耳から顎にかけてジンジンする．開口障害．咀嚼時顎関節部疼痛．はじめての来院時，自立歩行ができず家族に支えられて入室した．執筆が難しく，病状を数行でワープロで記入してきた．また，会話が困難なために，術者からの質問には家族が解説した

既往歴：7，8年前に親友が眼前で倒れ，そのときに心臓がどきどきした．それ以来，頻繁に動悸が生じる．不眠も併発し，精神科にてうつとの診断の下に睡眠薬を処方されたが，さまざまな副作用があり，それを抑えるために別の数種類の薬を処方され，内服し続けている（1-4）

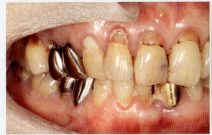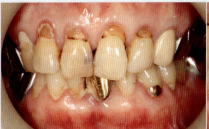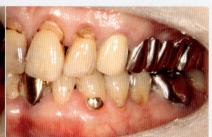

1-1〜1-3　初診時の口腔内

1-4　お薬手帳

現病歴：向精神薬を服用するようになって食いしばりが生じ，だんだんひどくなってきた．現在は1日中，上下の歯がくっついたままになっている

現症：全身的に振戦あり．強度の開口障害

口腔内所見；口腔乾燥が著明．全体に不潔．開口量は無理に開けてもらって約1.5横歯程度

自発痛；左右顎関節部，左右の耳

圧痛・運動時痛；診査不可能．ただし，咬筋の触診時に咬筋全体に硬結が触れられ，長期にわたる顎関節痛が疑われた

パノラマX線所見（**1-5**）；両側の下顎頭に若干の変形が認められるほかは，歯の治療痕が多い

CBCT所見（**1-6，1-7**）；両側下顎頭に変形した痕跡があるが，現在は治癒している．しかし，下顎窩内において左右の下顎頭の後方偏位が認められ，臼歯部の低位咬合と食いしばりが長く続いていたことをうかがわせるが，これが強度の開口障害の原因とは思えない

仮診断：

・おそらくは投薬による副作用のために，長期間にわたる食いしばりがあり，関節痛が生じた．咬筋の硬結は二次的なものと考えられる

・投薬内容が多種にわたり，歯科医師である筆者からみても投薬期間が長すぎることから，某大学精神科の教授に紹介し相談したところ，減薬が必要ということであった

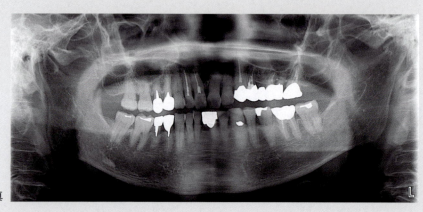

1-5 初診時パノラマX線写真

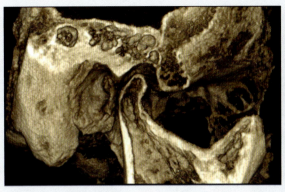 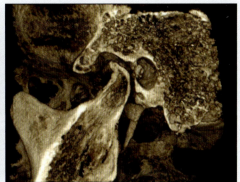

1-6, 1-7　初診時 CBCT

処置と経過：
- まずは精神科医による投薬管理
- 歯科的にはセルフケアとして，噛みしめ管理のためにガム転がしをすすめた．診療所内では運動療法と Lumix2® による理学療法を中心に行った．ある程度開口できるようになり，印象採得が可能になってから，夜間噛みしめ対策としてリポジショニング・アプライアンスを製作，装着した
- 希死観念が出現したとのことで，精神科に入院加療された．その間に減薬に成功したようで，1年後に再来院した際には投薬内容は非常に減り，1種類のみとなった．そのときの症状は両耳がじんじんするとのことであったが，以前ほどではなく，夜になってくるとこの症状がひどくなるとのことであった．そのため，つらくなってきた際にはリポジショニング・アプライアンスの装着を許可したところ，一気に楽になるそうである．この頃から理学療法や運動療法に反応するようになり，明るい気分で帰宅するようになった．まだ噛みしめの管理が十分ではないので，今後の変化を待っている状態である

まとめ：
　本症例は，数名の精神科医による過剰な投薬が原因であったと考える．もともとの患者の性格が過敏であることも影響してこのような結果になったようだが，向精神薬についての知識なくして対応は不可能であったと考える．

　なお，向精神薬ではないが線維筋痛症のような慢性痛に対しては，NMDA受容体のブロッカーが有効であることが「慢性疼痛治療ガイドライン」[5]で示されており，薬品名としてはアルツハイマー型認知症の治療薬であるメマンチン（メマリー®）がある．

筋弛緩薬

　筆者は数十年以前から筋痛を訴える症例に筋弛緩薬を投与してきたが，倦怠感を生じるのみで効果の手応えを感じたことがない．したがって，ここ10年来は筋弛緩薬を投与することはなかった．おそらく筋痛の原因は，咀嚼筋等の過緊張ではなく関節痛にあるのではないだろうかと思っている．

　しかし，無意識の噛みしめ力で顎関節部に過剰な負荷をかけることを予防するため，内服薬ではないが筆者はボツリヌス菌毒素（ボトックス®）を咀嚼筋に注射することがある．ボツリヌス菌毒素は筋への運動神経からの電気刺激を伝える神経終板（エンドプレート）の伝達をブロックするので，過剰に緊張した咀嚼筋の緊張緩和に有効であり，確実な筋弛緩効果と関節痛のコントロール効果が期待できる[6~8]．筆者の経験では，効果は4～5カ月持続する．注射を受けた顎関節症患者の多くがとても楽になったという表現をするし，咬合違和感のある症例でも有効であった．

食事療法

　通常の顎関節症であれば，食事に関して特に注意は不要であるが，いたずらに硬固物を咀嚼して顎を鍛えようなどとする必要はない．しかし，変形性顎関節症が疑われていたり，すでに変形性顎関節症の診断がついているようであれば，食事療法は重要である．

1）抗酸化作用

　活性酸素を抑制する働きである．活性酸素は破壊的要素として働くが，生体にとって重要な働きもする．身体内部での殺菌や血管拡張などの作用があり，細胞間や細胞内部でのメッセンジャーの働きをすると言われている．しかし，過度に生成されたり生成部位が適切でないと，組織破壊につながる．つまり，酸化による破壊ということだが，抗酸化作用の強い食品を摂ることで，組織を酸化による破壊から守る．

　抗酸化作用のある物質として，水溶性のビタミンC，脂溶性のビタミンE，ビタミンAの前駆体で強い抗酸化作用があるといわれるβカロテン，ビタミン群と同様に強力な抗酸化作用を期待できるアントシアニンなどのポリフェノールがあげられる．

2）抗炎症作用

　炎症による組織破壊が進行することを防ぐために，抗炎症作用のある食品を摂ることになる．NSAIDsの服用でも骨吸収抑制効果を期待できるが，長期間にわたる服用は副作用が危惧されるので，食品の効果を期待したい．

　オメガ3脂肪酸を1日2～4g摂取することで，強力な炎症抑制効果を期待できる．

アラキドン酸カスケードにおけるシクロオキシゲナーゼの経路とリポキシゲナーゼの経路をブロックして，起炎物質のプロスタグランジン2やロイコトリエン4の発生を阻害し，炎症の発生を抑えることができる．

3）カルシウム吸収促進

　骨の抵抗性を高めるために，カルシウムの関節への沈着を期待する．必要なのはビタミンDと，カルシウムおよびリンの取り込みなので，このすべてを多く含む食品が必要となる．

　このビタミンDには，カルシウムの吸収をめぐりさまざまな働きがあり，① 腸からカルシウムの吸収を高め，カルシウムの血中濃度を高める，② 腎臓の働きによりカルシウムの血中から尿への移動を抑制する，③ 骨から血中へカルシウムの放出を高めることができ，骨密度を維持する機能がある．これらの働きで，顎関節部の破壊を小さくできる．

文献

1）日本疼痛学会ホームページ（http://plaza.umin.ac.jp/˜jaspain/）.
2）Arnett GW, Gunson MJ. A comprehensive interactive advaced facial reconstruction course. 2009.
3）山田和男．個人的教示．
4）厚生労働省医薬・生活安全局．催眠鎮静薬，抗不安薬及び抗てんかん薬の依存性に係る注意事項について．医薬品・医療機器等安全性情報．2017；(342)：3-9.
5）作成ワーキンググループ編．慢性疼痛治療ガイドライン．真興交易医書出版部，2018.
6）Lee SJ, et al. Effect of botulinum toxin injection on nocturnal bruxism: a randomized controlled trial. Am J Phys Med Rehabil. 2010; 89(1): 16-23.
7）Santamato A, et al. Effectiveness of botulinum toxin type A treatment of neck pain related to nocturnal bruxism: a case report. J Chiropr Med. 2010; 9(3): 132-137.
8）Long H, et al. Efficacy of botulinum toxins on bruxism: an evidence-based review. Int Dent J. 2012; 62(1): 1-5.

● 臨床編

第19章 経過観察

　顎関節症の治療は，後述する症例を参考にしていただくとわかりやすいが，以下の手順で行っていく．

① 仮診断とそれに従った病状解説，治療開始

② 経過観察と病状変化に対する再診断と，それに従う解説，治療

③ 経過観察と病状変化に対する反省と考察，病状解説，治療

　・改善していれば判断が正しかったと考え，新たな病状変化に対する診断と考察，治療

　・変化がなかったとき，または病状悪化があったときには，その原因を考え，必要があれば触診や画像など新たな診断資料を入手して，再診断とそれに伴う病状解説と治療方針の変更や再調整などを行う

　・咬合の変化などがあれば，その現象の発現理由と対策について解説する

④ 症状が安定してきたら，今後の処置方針などを説明する．必要な資料があれば資料採得し，新たな診断と病状解説の材料にする

　・必要があれば咬合を作る．補綴を含めた経過観察

　・咬合を作る必要がなければ，純粋な経過観察

⑤ 安定してきたら，アポイントメントの間隔を6カ月まで開けて観察していく．完全に安定すれば自然に来院が途絶える．いつまでも来院が続く症例に対しては，術者の側も誠意をもって経過観察を行う．必要に応じて歯科的処置を行う

　顎関節症の経過は上記の流れが基本であるが，その病態によって状況が異なる．基本的に人は治っていくものなのであるが，人格，関節構造，精神構造，環境変化，神経系の変化によって状況が変わっていく．患者の声を聴き，様子をうかがい，触診を行い，そのときに必要な病状解説とその処置を繰り返すのである．

　ここでは顎関節症のいくつかのタイプによって，経過観察の要点と治療のゴールについてまとめる．

関節円板転位による関節雑音や開口障害

　スプリント療法やセルフケアによって改善してくるが，関節雑音は徐々に変化してくる．将来的な願望としては雑音の消失であるが，これはめったにない．前方転位した関節円板が自然に復位することは少ないが，全くないわけでもなく（**症例1**），常に咬合の変化に気をつけていなければならない．

しかし，多くの場合は関節円板と周囲組織および関節骨構造が変化し，滑液循環が改善して滑らかな関節雑音として気にならなくなる．

症例 1

患者：初診時32歳，女性，事務職
主訴：顎がずれる感じ
初診時仮診断（1-1 〜 1-7）：左側顎関節部に復位を伴う関節円板前方転位
治療：病状解説後に，① セルフケア指導，② リポジショニング・アプライアンスを夜間のみ装着し，3年後にはクリックは残るものの違和感がなくなったので終了

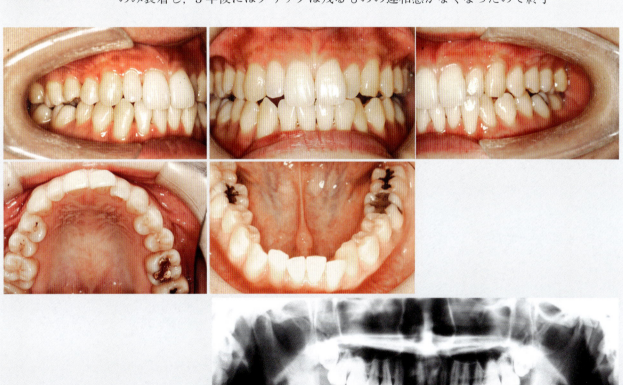

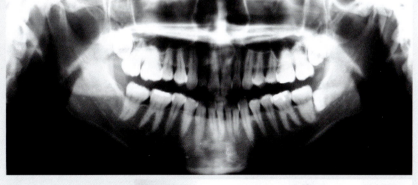

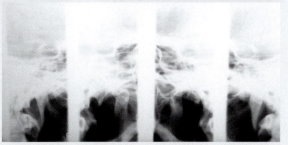

1-1 〜 1-7　初診時

第19章　経過観察

症例 1

再初診と経過観察：

　初診から12年後に左側顎関節部が不調に感じて再来院した（**1-8〜1-12**）．再初診時の口腔内写真でわかるように，無意識の閉口位は下顎が前方にあるようだが，噛みしめると咬頭嵌合位は安定しているようである．再初診時に左側顎関節部をマニピュレーションすると気分がよくなった．そのため，左側ジョイントスペースの不足を考え，リポジショニング・アプライアンスを夜間のみ装着した．その後，経過観察を続け，状況の変化はあるものの何とか安定していた．

　再初診の約3年後，閉口時に下顎が右側に偏位したため，左側臼歯部が開咬状態になってしまった（**1-13〜1-17**）．下顎を中心位に誘導してマウントした模型でも右側臼歯部はポステリアサポートがあるが，左側では完全な開咬状態であった（**1-18〜1-20**）．し

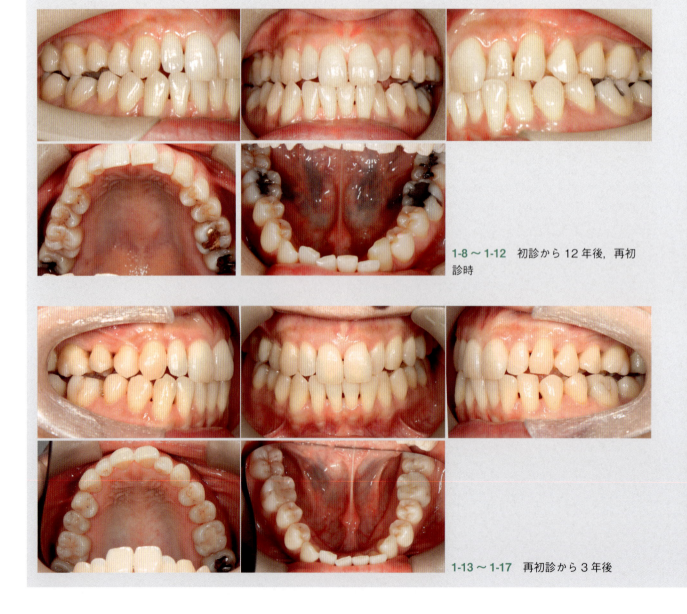

1-8〜1-12　初診から12年後，再初診時

1-13〜1-17　再初診から3年後

かし，下顎正中はやや右側にシフトしている．そこで2カ月後に臼歯部を補綴した．2カ月の間に中心位は変化して，上下顎の正中は一致していた．しかも，患者の自然な閉口位と一致しており，この位置で咬合を作るべく補綴を行った（1-21～1-25）．

その後，約4年経過したが咀嚼機能は安定し，閉口位も安定したままである．もちろん何でも食べられるし普通に生活していただいている．現在のところ数カ月に1度，歯周状態の経過観察と口腔内クリーニングに通院していただいている．

考察：

術者としては積極的なことは行わずに，経過観察中に関節円板が復位して，臼歯部が開咬になったために補綴した．もし，経過を丁寧に観察していななかったら，このような結果にはならなかっただろう．

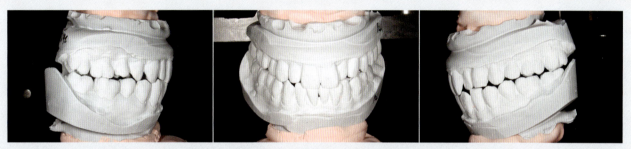

1-18～1-20　再初診から3年後，模型による診断

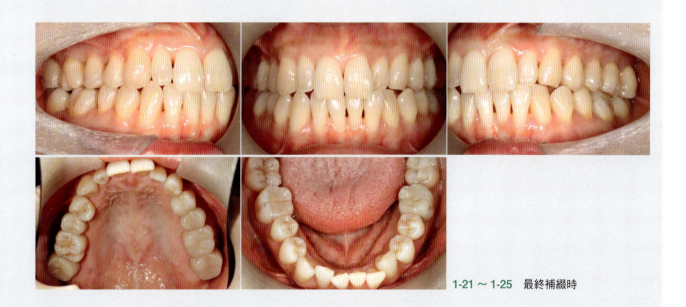

1-21～1-25　最終補綴時

関節空隙の狭小に伴う顎関節部を中心とした疼痛

　スプリント療法や投薬，セルフケアの実行によって，疼痛は改善してくると，それに伴って臼歯部の開咬が生じる．また，下顎位が大きく変化すると，それに伴って咀嚼障害が生じる．

　患者の要求があれば咬合再構成も必要かもしれない．こういったことが生じるのは，多くの場合で歯科治療の後が多い．

変形性顎関節症

　投薬，スプリント療法，セルフケア，食事療法の後に咬合変化をきたす．吸収変形をきたしていない側の臼歯部で，開咬が生じる．必ず咀嚼障害が生じるので，咬合再構成が必要となり，それに成功してもかなり長期間下顎位は変化し続ける．長期にわたって経過観察を行い，微妙な咬合調整を繰り返さなければならない．第6章を参照してほしい．

原因不明の疼痛や咬合不安定感

　正しい診察を行うことで正しい診断に行き着く．その後は，新しい診断に伴う治療や処置，専門医紹介などを行うので，経過については不安定であり，読めないことが多い．基本的には除外診断を優先して経過観察を行う．経過観察中であろうとも試しの治療行為は避けるべきである．

索引

【あ】

アセトアミノフェン／193
アセトアミノフェン乱用頭痛／117
圧痕／145
圧痛／149
アペックス／37，39
アミトリプチリン／32，100，194
アルジネート印象材／164，165
アントシアニン／98，198

【い】

異常咬合／53
異所性疼痛／113
異体感症／9，30，31，125
痛みの記憶／31
痛みの性差／118
痛みの遷延／111
痛みの分類／04
痛みの抑制／111
Ⅰ軸／125，126
一次性頭痛／116
遺伝／8
医療面接／138

【う】

うつぶせ寝／5，8，57，59，85，142
運動経路／147
運動時痛／105，152
運動療法／96，171，185

【え】

エストローゲン／71，118
塩酸ブスピロン／100
炎症性サイトカイン／93
エンドプレート／198

【お】

殴打／5
オメガ3脂肪酸／98，198

【か】

開咬／56，204
開口訓練専用機／187
開口障害／152，200
外傷／3，4，8，155
外側靫帯／18，19
外側翼突筋／22，24，151
カウンセラー的態度／139
カウンセリング／61
下顎位／28，37，82，90，163，172，177，180
下顎運動／17
下顎窩／14，158
下顎枝／155
下顎頭／13，14，16，17，28，154，157
下顎頭萎縮／49
下顎偏位／6
下関節腔／38
過緊張／145
顎間固定／83
顎関節異常／8
顎関節症の概要／2
顎関節痛／107
顎関節部／149，157
確認／62，139
下行性疼痛抑制系／112
下行抑制／112
家族歴／143
滑液／11，17，19
滑液循環／185
楽器演奏／142
活性化ビタミンD_3／101
活性酸素／198
滑走運動／47
滑膜炎／82
滑膜関節／11，12，19
顆頭安定位／37，40
可動結合／11
ガバペン／194

【か】

ガバペンチン／35，194
カフェイン離脱頭痛／117
噛みしめ／19，57，58，61，82，85
噛みしめ癖／8
仮診断／170
カルシウム／199
カルシウムイオン／100
カルバマゼピン／114，194
顆路／14，47
顆路角／44
カロナール／193
観察／62，139
関節炎／85
関節円板／15〜17
関節円板後部支持組織／15
関節円板後部組織／41
関節円板前方転位／59
関節円板転位／160
関節空隙／186，204
関節腔穿刺／97
関節雑音／147，200
関節滲出液／81
関節痛／103
関節軟骨／12
関節破壊／92
関節包／17，18
関節隆起後面／14
鑑別診断／121，160
顔貌／145
関連痛／113

【き】

既往歴／140
機械的損傷／92
機械的負荷／172
基質分解酵素／93
寄与因子／57，58
境界性人格障害／67
境界性パーソナリティー障害／65，67
共感／62，139

索引

胸鎖乳突筋／26，151
虚血性筋収縮／105
虚血性心疾患／113
筋筋膜痛症候群／105
筋弛緩薬／198
筋スパズム／106
緊張型頭痛／116
筋痛／103，105

【く】

空口時噛みしめ／42
クラークの分類／2
グラインディング／57
クリック／147
グループドファンクション／52，178
クレピタス／147
クローズドロック／49
クロナゼパム／100，194
群発頭痛／117

【け】

経過観察／200
傾聴／62，139
茎突下顎靭帯／19
ゲートコントロールシステム／111
ケタミン／33
限界運動／45
犬歯誘導／44，52，178
現症／143
現病歴／140

【こ】

高閾値機械受容器／108
抗うつ薬／57，194
抗炎症作用／98，198
口蓋垂／145
交感神経依存性疼痛／111
咬筋／21，150
咬筋深部／21，25
口腔乾燥症／64

口腔顔面痛／29
口腔灼熱感／115
口腔内写真／146
口腔粘膜／145
抗けいれん薬／35
硬結／150
咬合／37，53
咬合異常／8，9，53，163，180
咬合違和感／9，30，32，37，175
咬合違和感症候群／125
咬合干渉／43，53
咬合関連不快感／125
咬合高径／56
咬合再構成／164，175，177，180，204
咬合採得／166
咬合診断／163
咬合調整法／175
咬合様式／52
咬合論／52
抗酸化作用／98，198
甲状腺機能亢進／8
甲状腺機能低下／8
向神経薬／194
抗精神病薬／8
向精神薬／194
咬頭嵌合位／27，38，58，163，164，180
コールドレーザー／96
コーンビームCT／156
ゴシックアーチ／37，39
骨／12
骨粗鬆症／71

【さ】

最大咬頭嵌合位／37
先取り鎮痛／31
作業側干渉／54
サブスタンスP／194
三叉神経痛／114

【し】

歯科的治療／171
ジグ／167
軸索反射／109
自己牽引療法／187
視診／145
持続因子／58
持続性特発性顔面痛／194
持続的圧迫力／82
持続的外力／5
ジャンピングサイン／105
修飾因子／4
主訴／139
循環障害／107
瞬間的外力／5
循環不全／142
ジョイントエフュージョン／81，99，161
上顎洞炎／154
上下の歯の接触／142
除外診断／141，170
食事療法／97，171，193，198
触診／147
心因性疼痛／103
侵害可塑性疼痛／31，66
侵害受容器／108
侵害受容性疼痛／103
人格障害／67
心気症／65，66
神経因性炎症／93
神経因性疼痛／110，113，194
神経炎後神経痛／115
神経可塑性／30，32，111，130
神経終板／198
神経障害／107
神経障害性疼痛／103，113
神経損傷／9
心身症／64
心臓性歯痛／113
身体化障害／65，66

身体疾患／125，126
身体症状症／65，67，118
身体表現性障害／65，143
伸張性筋収縮／105
心理社会的問題／175
心理療法／35

【す】

水平位／168
スタチン／100
スタビライゼーション・スプリント／172，177
頭痛／116
ステロイド／8，71
ストレス／8
スプリント療法／97，172
スポーツ／142

【せ】

性差／6
正常咬合／53
精神科／68
精神疾患／65，125，126
精神的ストレス／61，64
舌咽神経痛／115
舌痛症／64，115
セラバイト／187
セルフケア／32
セルフコントロール／96
セルフリミッティング／3
セレコキシブ／99
セレコックス／99
線維筋痛症／29，35，119
線維性軟骨／15
線維性癒着／19，85
前三叉神経痛／114
全体的雰囲気／145
前方運動時／43

【そ】

側頭窩／20

側頭下窩／20
側頭筋／20，150
側頭筋深部／21
側方運動／43，47
咀嚼運動／43，45
咀嚼筋／20，27，58，150
咀嚼障害／204

【た】

大うつ病性障害／65，118
帯状疱疹後神経痛／115
耐性／6
タッピング位／37，38
打撲／85
単純性鎮痛薬乱用頭痛／117

【ち】

チアガビン／100
中間神経痛／115
中心位／37，40〜43，52，58，164，
167，168，172，177
中心咬合位／37
中枢性感作／29〜32，66，118，130，
175，194
超音波／188
蝶下顎靱帯／19
超硬石膏／164
治療方針／171
治療方法／171

【つ】

痛覚過敏／111

【て】

低位咬合／56
低酸素再灌流／85，92
ディセステシア／9
テグレトール／114，194
テトラサイクリン／101
デノスマブ／100

デパス／117
電気パルス／188
転倒／5

【と】

統合失調症／126
疼痛性障害／65，66
特発性下顎頭吸収／70
特発性変形性顎関節症／160
トシリズマブ／101
トリガーポイント／22，105，113
トリプタノール／100，194

【な】

内臓痛／113
内側翼突筋／25，150
ナソロジー／40
軟組織／158

【に】

Ⅱ軸／125，126
二次性頭痛／117
認知行動療法／35，63
認知性疼痛／103

【の】

脳血管障害／162
脳腫瘍／162

【は】

歯ぎしり／57，61
破傷風／121
パターンレジン／164，167
歯の接触癖／8
パノラマX線／153，156，168
パラファンクション／57〜60
バランスドオクルージョン／52
反射性筋収縮／106
半調節性咬合器／164，167

索引

【ひ】

光照射／188
悲観的性格／144
非ステロイド性消炎鎮痛薬乱用頭痛／117
ビタミンA／198
ビタミンC／98, 198
ビタミンD／100, 199
ビタミンE／98, 198
非定型顔面痛／194
病状解説／170
病脳期間／143
ピロキシカム／99
貧血／107
ヒンジポイント／45

【ふ】

フェイスボウ／164
フェイスボウトランスファー／167
副甲状腺機能亢進症／71
複合性局所疼痛症候群／111
複合鎮痛薬乱用頭痛／117
物質関連障害群／65, 67, 118
不動関節／19
不動結合／11
ブラキシズム／57
フリーラジカル／92, 98
フレアー／110
プレガバリン／194
プロゲステロン／71
プロスタグランジン／193
ブロッキング現象／61
プロトン強調画像／159

【へ】

閉口位／52, 163
閉口筋群／20
平衡側干渉／54
βカロテン／198
変形性顎関節症／70, 175, 185, 194,

198, 204
片頭痛／116
ベンゾジアゼピン／117, 194

【ほ】

頬杖／5, 8, 85, 142
ポステリアサポート／163
ポッセルトフィギュア／45
ボトックス／100, 198
ポリフェノール／198
ポリモーダル受容器／93, 108, 109
ボルタレン／193

【ま】

マイオセントリック／37, 40
マイオモニター／188
マインドフルネス／35, 64
マウント／167
末梢性感作／30
マニピュレーション／165, 185
慢性痛／30

【み】

ミノマイシン／101

【め】

メマリー／197
メマンチン／34, 197

【も】

妄想性障害／126

【や】

薬物療法／32, 97, 171, 193

【ゆ】

有酸素運動／32
誘導／168
誘導路／43〜45, 178

【ら】

楽観的性格／144
ラポール／63
ランドセン／194

【り】

理学療法／35, 96, 171, 185, 188
離別恐怖／63
リポジショニング・アプライアンス／175
リボトリール／194
硫酸グルコサミン／98
リリカ／194

【れ】

レーザー／188
レスキューファンタジー／171

【ろ】

ロキソニン／193

【A】

CBCT／76, 79, 156, 158, 168
COX1／193
COX3／193
C神経線維／93, 109, 111
DC/TMD／170
DJD／70
DSM-5／65
LLLT／35, 97
LTD／30
LTP／130
MMPs／93
MRI／81, 159
NSAIDs／30, 99, 193, 194
SSRI／100
T1強調画像／159
T2強調画像／159
VEGF／93

【著者略歴】

中沢　勝宏（なかざわ　かつひろ）

1946年　東京都江戸川区に生まれる
1970年　東京歯科大学卒業
1974年　同大学大学院博士課程修了，口腔外科学専攻
同　年　東京歯科大学口腔外科学教室助手
1975年　東京都墨田区にて中沢歯科医院開業，中沢顎関節研究所併設

新　入門顎関節症の臨床　　　　　ISBN978-4-263-46147-1

2019年7月10日　第1版第1刷発行

著　者　中　沢　勝　宏
発行者　白　石　泰　夫
発行所　医歯薬出版株式会社

〒113-8612 東京都文京区本駒込 1-7-10
TEL. (03)5395-7634(編集)・7630(販売)
FAX. (03)5395-7639(編集)・7633(販売)
https://www.ishiyaku.co.jp/
郵便振替番号　00190-5-13816

乱丁，落丁の際はお取り替えいたします　　印刷・三報社印刷／製本・皆川製本所
© Ishiyaku Publishers, Inc., 2019. Printed in Japan

本書の複製権・翻訳権・翻案権・上映権・譲渡権・貸与権・公衆送信権（送信可能化権を含む）・口述権は，医歯薬出版(株)が保有します．
本書を無断で複製する行為（コピー，スキャン，デジタルデータ化など）は，「私的使用のための複製」などの著作権法上の限られた例外を除き禁じられています．また私的使用に該当する場合であっても，請負業者等の第三者に依頼し上記の行為を行うことは違法となります．

[JCOPY] ＜出版者著作権管理機構　委託出版物＞
本書をコピーやスキャン等により複製される場合は，そのつど事前に出版者著作権管理機構（電話　03-5244-5088，FAX 03-5244-5089，e-mail:info@jcopy.or.jp）の許諾を得てください．